孕媽咪都想要！按出好孕

預約天使寶寶就從按摩開始

黃金修復45天
找回美麗自信

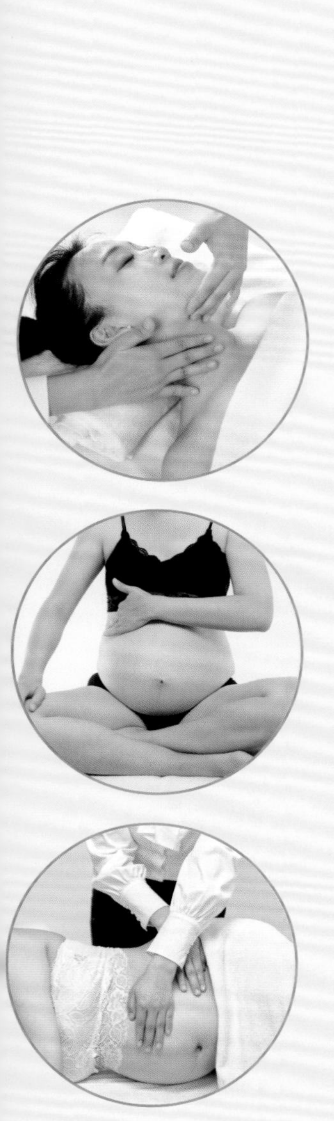

孕婦芳療按摩專家
戴秀宇——著

目錄

Chapter II 孕期變化大　這樣按養胎又養生

Chapter III 媽咪美麗加倍！把握產後黃金修復 45 天

作者序

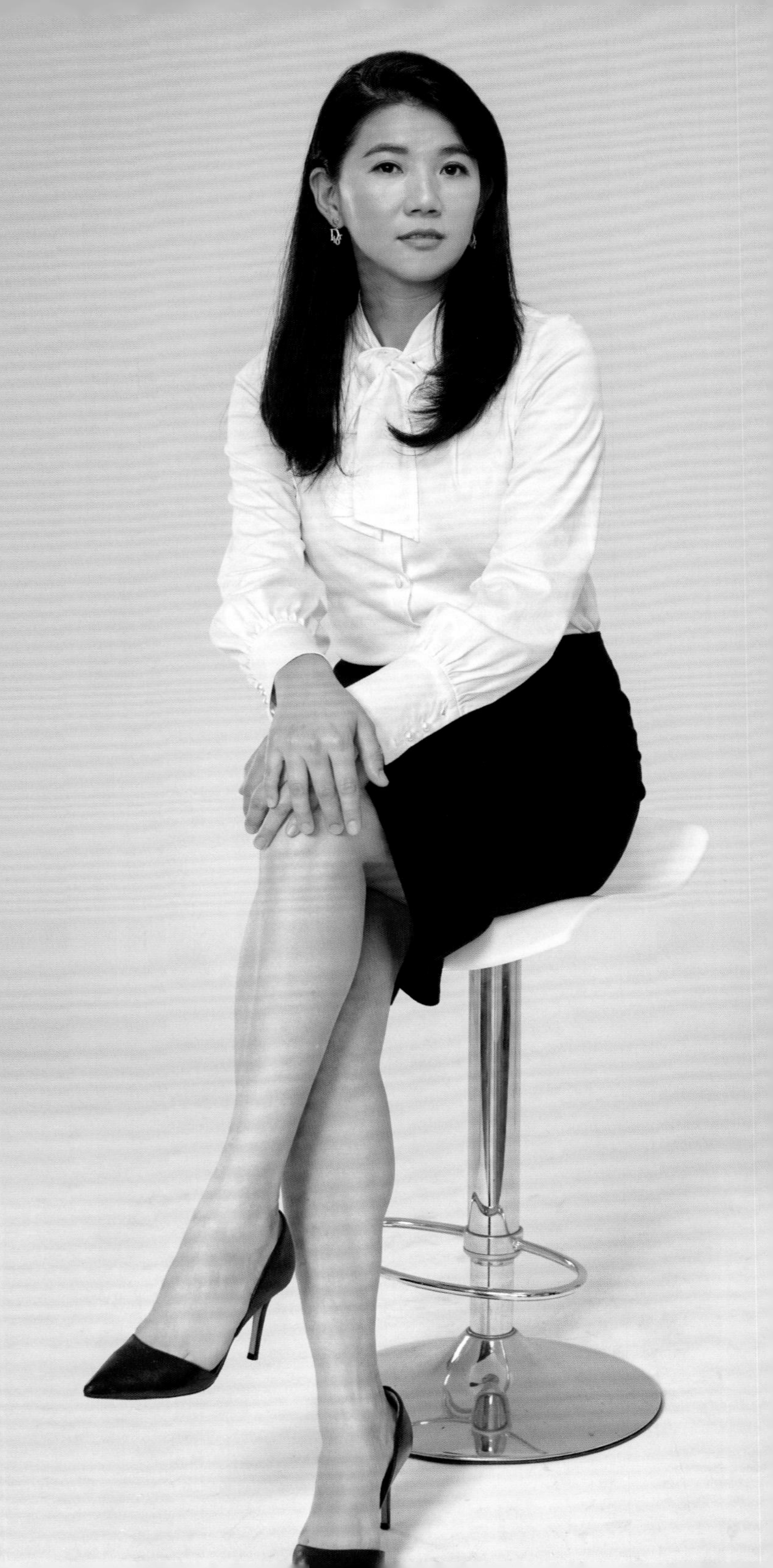

逐月養胎養生
對媽媽好
才是真正的對寶寶好！

我想寫這本跟孕婦按摩有關的書，從想到著手準備到一切就緒上市，不緊不慢也歷時 10 年的時間，都說科技始終來自人性，而我卻認為因為需要所以創造，這一本可以專業也可以大眾的孕婦按摩，最一開始的起心動念是從我懷第一胎開始。

我懷女兒時受盡「孕吐」，半夜抽筋，焦慮，水腫等等的各種痛苦，隔年懷第二胎兒子的時候，真的是養到了人家講的天使寶寶，過程中沒受太多折磨。這中間的轉折便是按摩。

想起第一胎，曾經一個晚上可以抽筋 23 次，那是不舒服到無法入睡，又摸不著肚子，無聊到只好邊數抽筋次數度過漫漫長夜。別人可能孕初期孕吐，而我則是中期孕吐，懷孕第 13 週開始一路吐到要生產的當天。

嚴重時，吃什麼吐什麼，晚餐 6 點吃的便當，到半夜

12 點依舊能將便當吐出，甚至吐到宮縮，急診到連醫院的警衛都認識我，看到我下計程車都會先拿嘔吐袋給我。

加上自己愛乾淨的個性，看到天花板有蜘蛛絲，窗戶有髒汙灰塵，會想立即打掃，即便有請打掃阿姨幫忙家務事，還是想捲袖自己來，沒有一天不在焦慮中度過。

懷孕的不適隨著肚子逐漸變大，愈來愈多，還記得當時是哭著拜託人幫忙按摩，許多美容師、按摩師是不願意的，因為認爲這中間有各種風險。

許多人因為不想承擔風險，所以很狠心的拒絕我，就算我願意簽切結書，後果自負，也沒什麼人願意幫我按摩，當時我只是希望能稍微緩解一丁點，就算過程中不小心把孩子生下我也無所謂，當時真的只想減緩身體各種不舒服。

我在推廣孕婦按摩的初期，婆婆媽媽還特別叮囑我孕婦身體是不能亂摸，按摩會讓你如何、如何……。

直到我將孕婦按摩的優缺點以及孕婦按摩的注意事項一一說明後，婆婆媽媽才全然改觀進而完全接受。

當身體肌肉一直處在緊繃狀態，身心疾病容易跟著來，更何況孕媽咪肚中有小寶寶，媽媽焦慮，寶寶也會平白跟著受累。而按摩有助身體放鬆，緩和情緒。

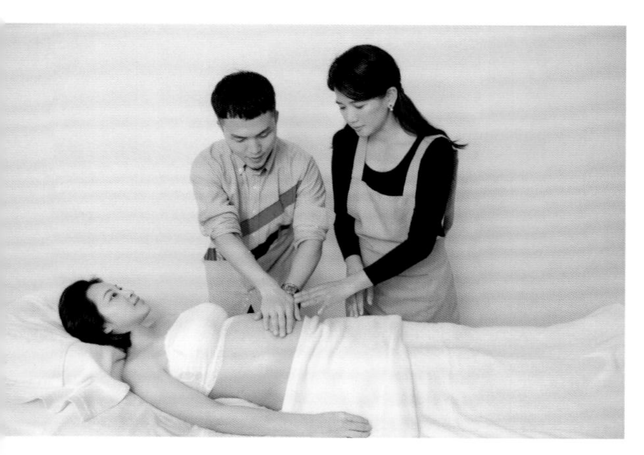

↑ 我鼓勵另一半或家人可以學習按摩，幫忙舒緩孕媽咪的壓力。

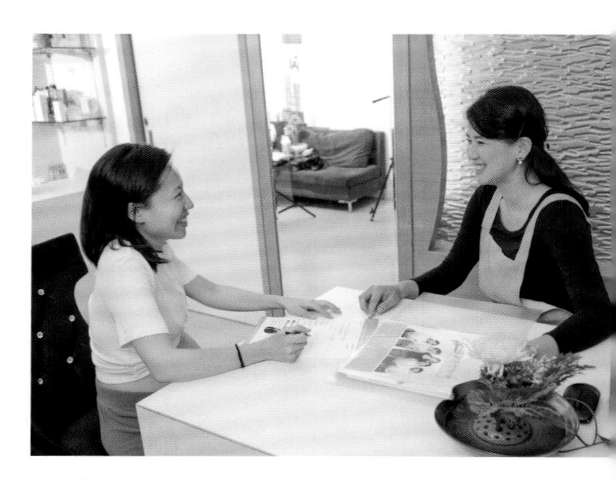

↑ 服務的孕媽咪之一，她個子嬌小，懷孕只胖了 1 公斤，期間增加的重量可說是全長在寶寶身上。

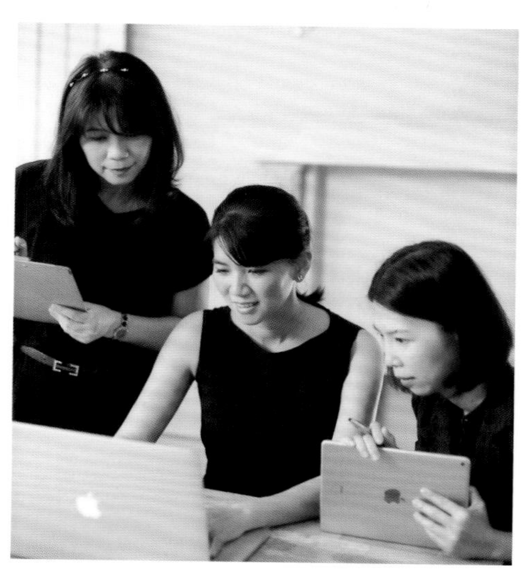

↑ 會經常和團隊討論面對孕婦的各種不適時，該如何來因應。

每回演講，講到自己懷孕故事，發現台有人跟我一樣，頻頻點頭認同，這也是我為何想推廣孕婦按摩的原因。

所以我這 10 多年來，同步參考了古人智慧，加入脈經論點、逐月養胎概念和中醫見解，內化出在懷孕 10 個月裡有不同經絡按摩保養手法，編輯成冊，希望將正確的孕婦按摩知識能分享給更多需要的孕媽咪，當然可以順勢提高生育率那就再好不過了。

養出天使寶寶要從懷孕開始，便從孕期舒緩按摩開始呵護。你的天使寶寶由我來呵護。

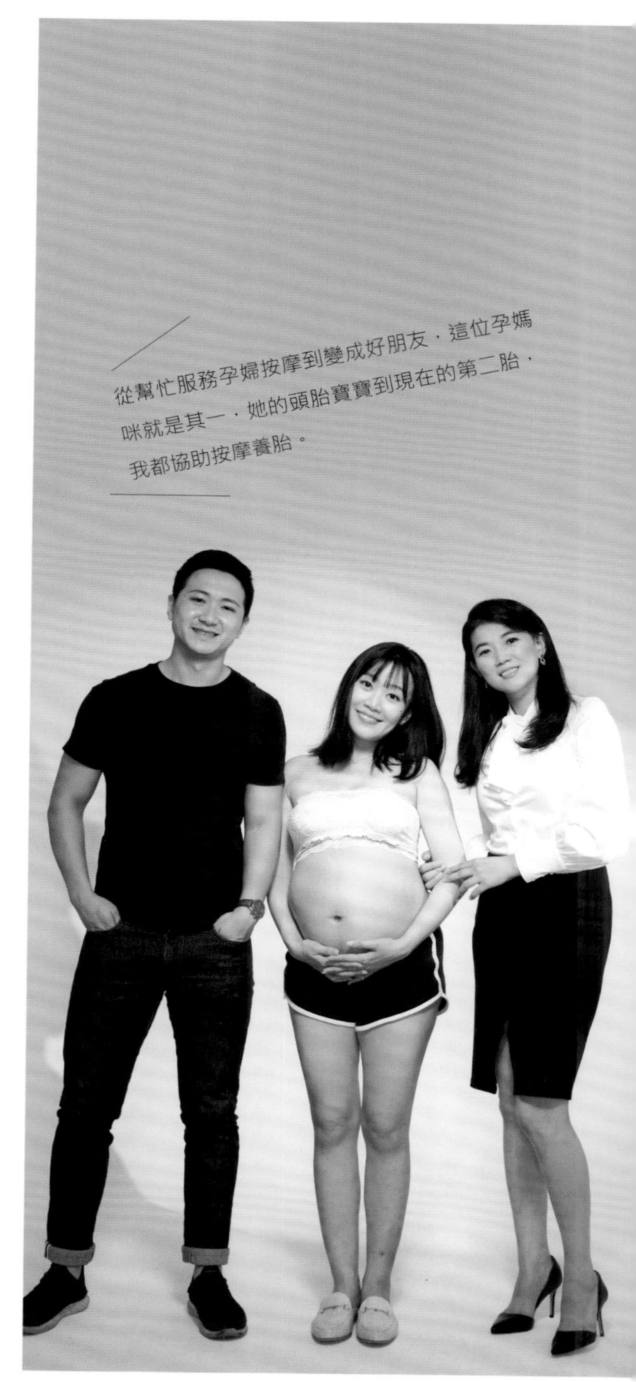

從幫忙服務孕婦按摩到變成好朋友，這位孕媽咪就是其一，她的頭胎寶寶到現在的第二胎，我都協助按摩養胎。

審訂推薦

中醫養胎調理搭配按摩舒緩 讓孕媽咪十月孕程更安心

我還記得自己在懷孕第一胎時的心情，一方面期待新生命的到來，充滿了興奮、緊張、期待、憂慮，一方面承受身體的諸多變化，和大大小小不適症狀，記憶猶新的是剛開始噁心想吐，晚上 6 點勉強吃完晚餐後，鬆一口氣想：「今天總算可以不用再進食。」懷孕中期的胃食道逆流，晚間總要坐著好一陣子才能躺下安睡；後期肚子變大時，在床上翻身需要三段式，從側翻到正躺再側翻，每個步驟都要喘一下，還有其他的症狀如過敏、頭痛、腰痛、妊娠糖尿等等症狀，即使去看了醫師，為了胎兒安全，醫師也只是說「這是正常的」、「妳忍一下，我們盡量不要吃藥」、「我可以開藥給妳，可是這個藥劑量比較輕，效果可能不強喔」。

相對於身體上的不適，心中對養胎的焦慮更是難以避免，怎麼做會對小孩比較好呢？怎麼吃小孩會健康呢？生活中各種細節會對小孩有不良影響嗎？

其實懷胎十月的時光是非常孤獨的，它做為一個女人和媽媽之間的過渡，各種身心變化，未曾生產過的人無法理解，有過經驗的，又因緊接而來的育兒生活更為緊湊，早就忘卻經歷的一切，所以今日見到這本戴秀宇老師所寫的《孕媽咪都想要！按出好孕》，非常欣喜有人如此專業，如此用心，將懷孕中逐月養胎的細節一一詳解，內容豐富，所介紹的按摩手法簡潔易懂，還一再提示應避免、注意及需要就醫的狀況，畢竟「安全」是孕婦按摩最重要的考量。

中醫對於養胎，自古就有不少論述，戴秀宇老師結合王叔和《脈經》所提出十二經絡養胎月份，提醒孕媽咪們從自身為孩子做好準備，有健康的媽媽，才有健康的孩子。逐月為自己打造良好體質，自然能孕育出美好的寶寶。

我的家族是經營養生按摩 SPA 的，我十分認同按摩有時是不遜於醫藥的療法；專業美容師對人體、技術、人情世故各方面的掌握，更是可以讓人身心在短時間內都得到放鬆。除了專業按摩之外，孕期中的各種不適，也可透過合格中醫師使用天然的中藥，加以緩解治療。如果能加上來自先生的關懷和體貼，更是讓孕婦心安的不二法寶，知道先生和自己同一陣線，可消除不少對於育兒的擔憂。所以對於戴老師推廣居家孕婦按摩，我是非常讚歎樂見的，願大家都能有好孕，享受這初為人母的神秘時刻。

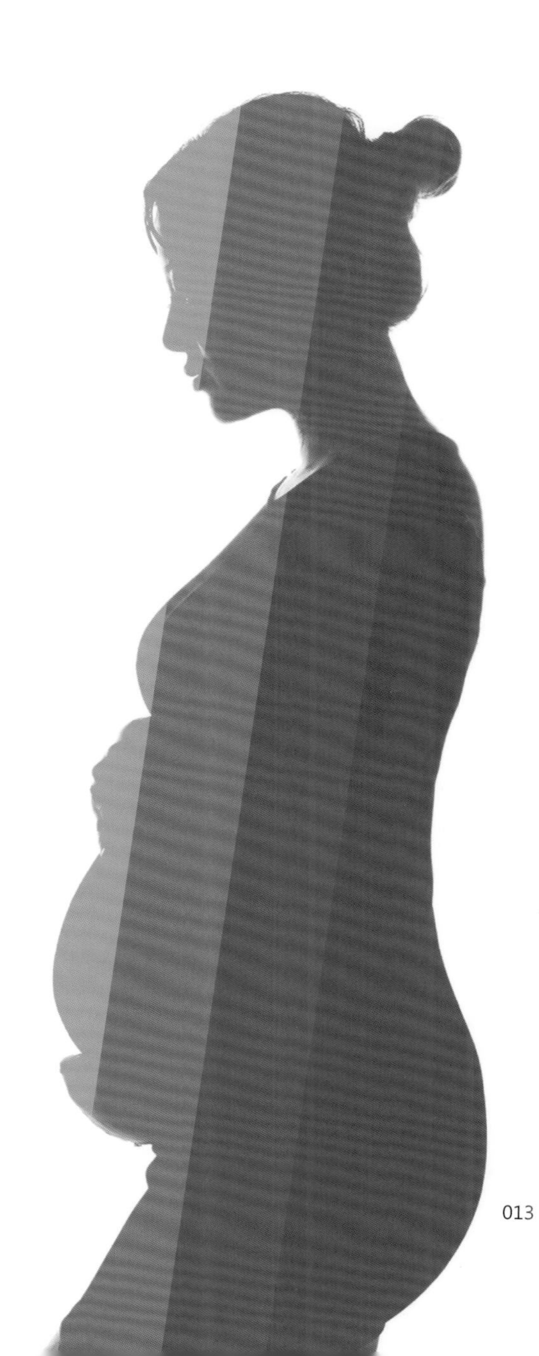

松鶴中醫診所中醫師　劉帥青

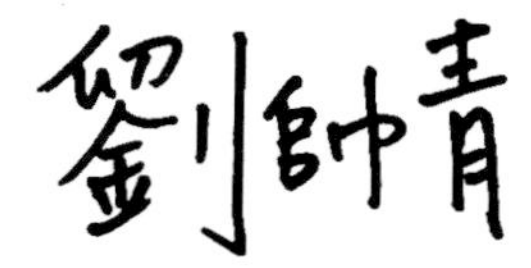

推薦序 1 女人，就要時時刻刻對自己好一點

平時的我就有按摩保養習慣，不只是為了變美麗，也是為了放鬆累積的壓力。因為演藝工作關係，時不時得軋戲、軋場，一天工作下來可能超過十幾小時，早出「早」歸是很稀鬆平常的事，尤其遇到出外景，上山下海，得隨時要 hold 住完美體態跟精神，我會選擇按摩來放鬆自己。

如果時間允許的話，會在工作前一天，先把自己緊繃的肌肉透過按摩、簡單的 SPA 來舒緩緊繃情緒，當身體一放鬆下來，體力是會跟著回補回來，隔天氣色精神也會跟著好很多。

特別是工作過忙，很容易弄到全身肩頸硬梆梆，時間久了，反造成健康長期損害，除了補充營養品之外，按摩是我覺得可以幫助身體恢復的方法之一。

不管是不是為了隔天有好精神面對工作，我真心認為女人們就該對自己好一點，無論何時何地，就算懷孕也一樣。

前陣子出席八點檔的開鏡記者會，和媒體朋友聊到我幾乎沒怎麼好好休假過，可以說是全年無休，就連當初生第一胎時，連月子都還沒坐熱，便受到製作人請託拍戲，休息 5、6 天，馬上復工進棚拍，當時劇本也正好寫我懷孕、剛生小孩做月子，就這樣，戴帽子、手套，全身包緊緊，攝影棚還特地關掉冷氣配合我的狀況，邊演邊躺著休息。

回想起來，懷孕對女人來說是一個大關卡，那是件喜事，也是會令人既擔心又害怕，快樂和憂心會時不時來糾結著妳，因為妳會想要平安地生下健康寶寶，又想能生後維持像沒生時的狀態跟美麗，畢竟有人產後整個下盤鬆垮變形，要靠好久時間才調理回來。加上我本身算是高齡產婦，以及工作關係導致作息不是很正常，所以當初懷兩個寶貝女兒時，都會格外注意些資訊，會去找懷孕保養

的相關書籍，了解正確養胎的觀念。

所以那時才知道，孕婦可以吃的好、睡的好，每天精神奕奕，對媽媽好就是對寶寶好，而想要吃得下睡得安穩，心情壓力是影響關鍵，身與心是息息相關，彼此相互作用，要想讓心情放鬆，自己身體得學會放鬆，按摩舒壓會是個不錯的選擇。

書上介紹的產後修復按摩重點，也讓我想起當初坐月子情景。產後黃金修復期更是我們女生修養的絕佳時機，月子做得好，調養得當，氣色體力也跟著變好，聰明的姐妹們，或許妳們該學起來。

保庇天后　王彩樺

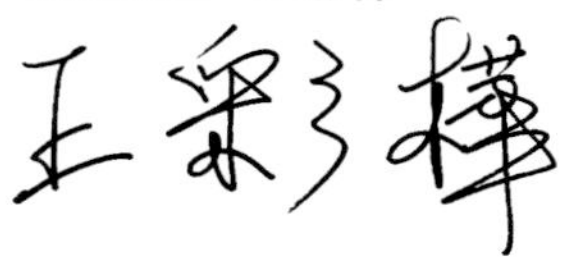

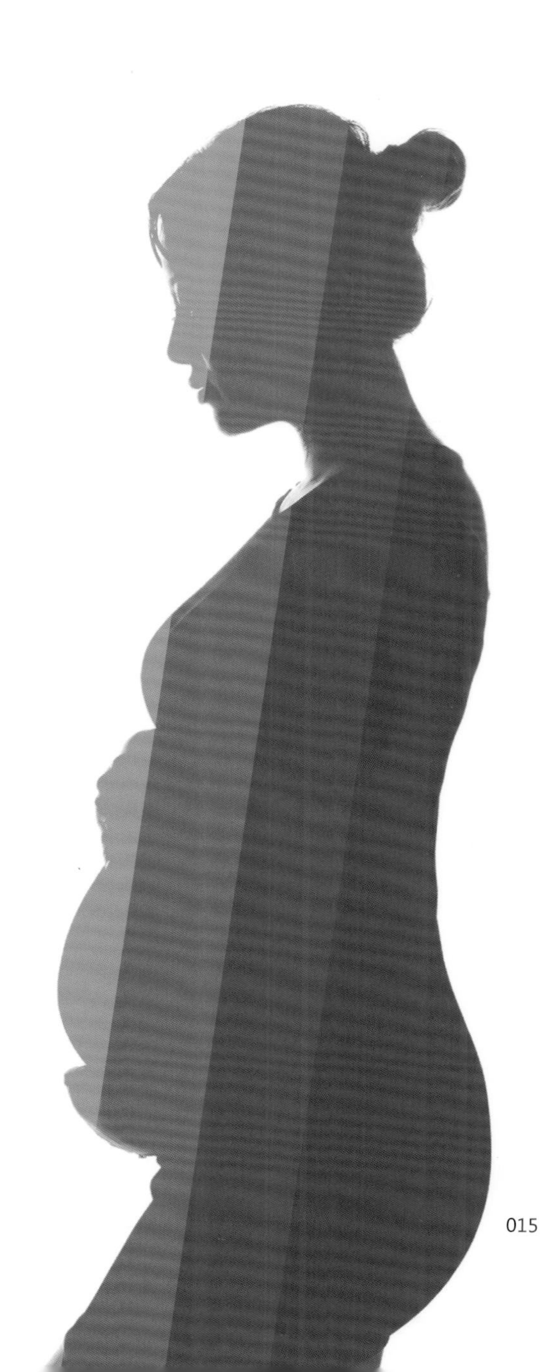

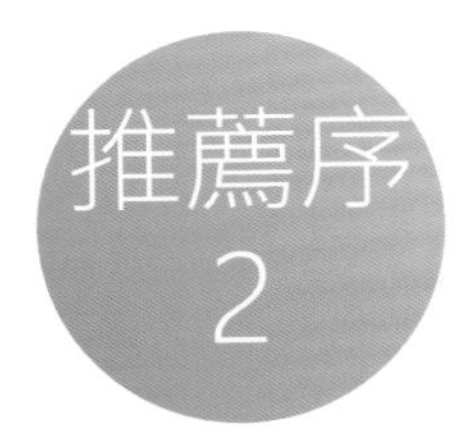

孕產程體力耐力大考驗 按摩替代性舒緩孕媽咪壓力

戴老師孕婦按摩，是結合穴道，力道以及手法的按摩。參與過戴老師的按摩課程，感覺上，似乎舒緩許多緊張壓力下的不適。

孕婦在妊娠期，由於子宮逐漸變大，腹部漸漸變大，身體重心前移，為了維持身體前後平衡，身體平衡的力量，每個有關的肌肉、韌帶，骨骼勢必加重負荷及張力。

因此，肌肉的動作，經常處於張力狀態下，有些孕婦容易感到疲乏，從而產生肌肉痠痛。也伴隨著腰痠背痛、腿部腫脹痠痛、水腫等問題。

如何舒緩懷孕期間的痠痛與不適呢？這可是一門大學問！

在門診孕媽媽常碰到這類問題，並且詢問是否有藥物或方法可以緩解這類不適應。我們也都知道孕婦在使用藥物上是非常小心的，很多藥物無法使用，因此替代性治療就扮演很重要角色。

所以，按摩在這裡就扮演很重要的角色。藉由按摩可以緩解這些問題，也需要專家去教導才可以真正讓孕婦達到緩解的目的。

如何培養孕程和產程身體所需要的力量及耐力。本書會提到許多方法，減少孕程間的肩頸僵硬與腰酸背痛。改善血液與淋巴循環，預防及改善水腫、抽筋等問題。另外還含括穩定情緒、舒緩身心的緊張等等。

在這本書中，教給孕媽咪許多按摩方式，希望可以提供孕媽咪一個不錯的緩解方式。

台北市萬芳醫院婦產科產科主任
（委託台北醫學大學經營）
王樂明

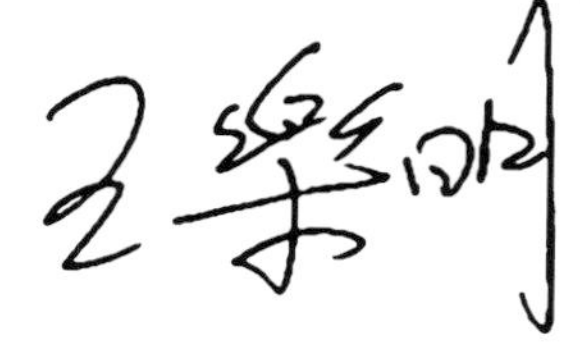

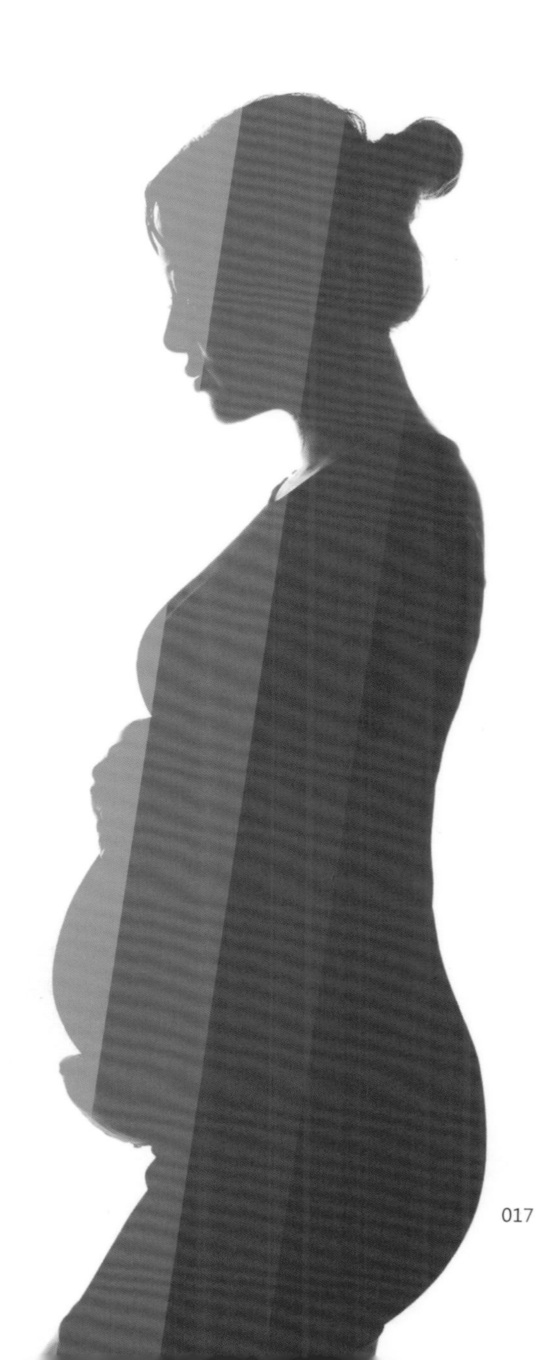

推薦序 3 把握黃金修復 疼惜孕媽媽「左右為難」

身為護理教師，同時也是馥御產後護理之家的護理顧問，陪伴無數媽媽的經驗，很清楚知道媽媽從懷孕到產後一路辛苦的歷程，但常常聽到婆婆媽媽說「孕婦不能按摩！會動到胎氣啦！」，因此很多孕產婦就咬牙撐過這一段辛苦的歷程，但孰不知累積下來的不舒服及疲累會讓產後更憂鬱，但其實只要按得對，就可以打破禁忌，按出好孕。

這本書貼心之處在於依據媽媽懷孕的不同階段提出「養胎又養生」的重點，照顧好孕媽媽才能孕育出健康的寶寶，如若產後媽媽獲得良好的照顧，才能建立照顧新生兒的信心，肩負照顧好寶貝的責任。

按一按減輕壓力，親子、伴侶感情更加溫，強調家人協助按摩，除了緩解不適，更重要的是可以增加彼此之間的感情。因此鼓勵爸爸，愛不要只是用嘴巴說，更要動手按起來！

因此爸爸可以將此書當成寶典，按照太太懷孕的週數，給予最適切的按摩舒緩，扮演一位稱職的神隊友，一定可以讓媽媽感受到滿滿的幸福。

尤其書中設計了許多小提醒，即使是按摩的新手，也能輕鬆駕馭避免踩雷喔！

產後一定要坐好月子，除了身體的恢復、子宮的復舊、乳房的照顧也非常重要，食補、傷口照顧、充分休息外，也可以透過按摩來舒緩疲累、塞奶、媽媽手、惡露、脹氣、水腫等問題，甚至透過按摩釋放壓力，減少產後憂鬱的情形。

產後 45 至 60 天是媽媽的黃金修復期，皆需要好好調理。然而產後按摩的一些注意事項，書中也多有提醒，非常易讀、易學。

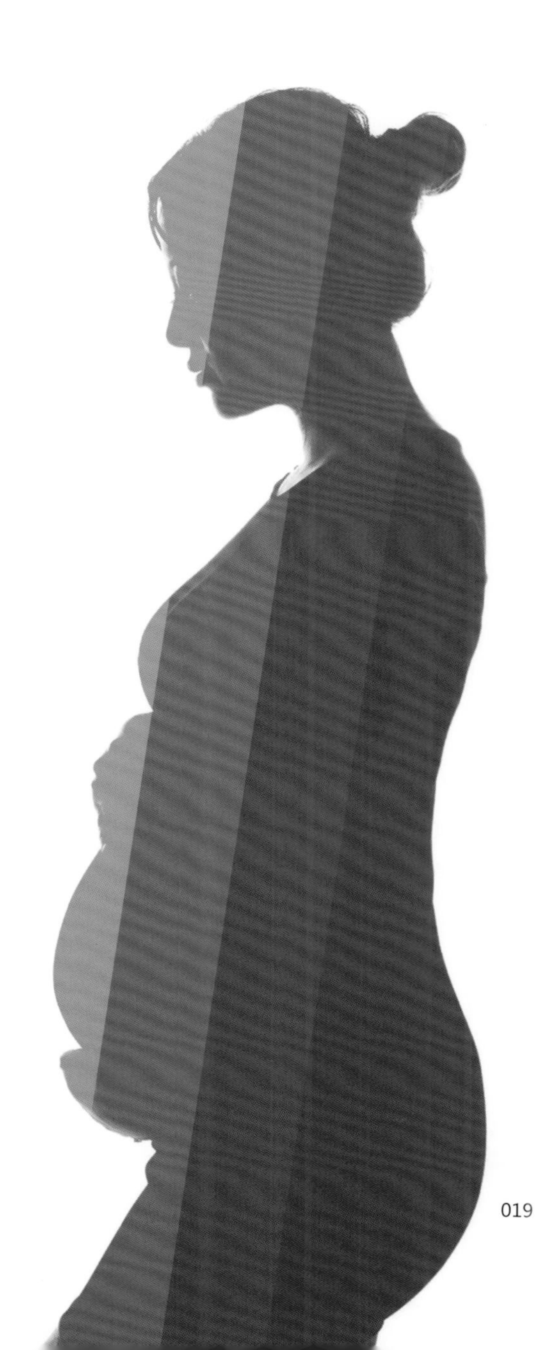

《孕媽咪都想要！按出好孕》，除了說明按摩的手法、重點、選擇適合的道具、精油以及小提醒等等，是一本實用的工具書，適用從孕期至產後。此書更呼籲要關心、體貼孕媽媽，更是一本以疼惜孕媽媽為前提的書籍，是新手爸媽及相關照護人員必讀之書，很值得推薦給大家！

國立台灣大學護理博士
馥御產後護理之家護理顧問
林口長庚醫院合聘副研究員 & 兼任護理顧問
長庚科技大學護理系副教授
倪麗芬

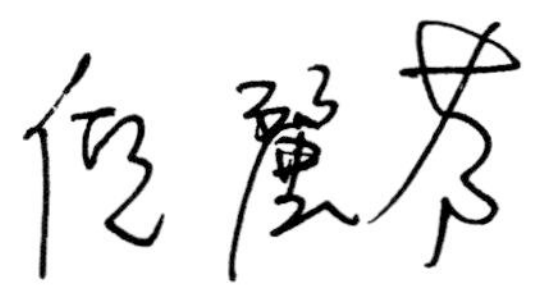

推薦序 4 做快樂的孕媽咪 舒緩身體負載、情緒自在

很榮幸能夠為這本書寫序。身為一位資深的精神科醫師，看完《孕媽咪都想要！按出好孕》，這本書帶給我很大的衝擊。

除了按摩這個專業之外，戴老師在書中多次提到孕媽咪在懷孕過程中所面對的不同心理困境，也提到另一半或家人的陪伴、幫忙做按摩、了解孕媽咪需要的是什麼等等的重要議題，這些另一半或是家人都必須知道的事。

畢竟另一半或家人都希望孕媽咪能輕鬆愉快地做媽媽，寶貝能夠健康的來到家庭中。

事實上，現代人看似生活在進步、方便的科技時代，但是環繞身心的複雜度卻比前一個世代更高，從親族的期望、成長的追求、職場人際的分寸、產業的競爭等，對於組成家庭、等待新生命來臨的夫妻，都是種種壓力來源。

再加上懷孕時期身體負載，還必須上班的孕媽咪，如果能有一種方法協助身體過得舒適些、睡得安穩些，情緒自然也會比較放鬆，當情緒能優游自在，很多困擾也比較迎刃而解。

最令我感動的是，戴老師特別強調「同理心」、「用心聆聽」在幫助孕媽咪的重要性，這也是臨床醫師在執業時的基本要求。

戴老師雖然不是臨床醫師，但她卻有治療者的正確觀念與方法，加上她自己的心身經歷，特別能感同身受、並且不斷鑽研相關知識，而且在她的工作中呈現出來，令人佩服。

我認識戴老師很多年，從少女、嫁做人妻、成為媽媽、有自己的事業，不斷努力

成為專業人員，現在又有專業的著作，這一路走來，她踏實的走著每一步，值得年輕人學習，同時也深深感動著我。

《孕媽咪都想要！按出好孕》是一本好書，能夠為孕婦和他的家人帶來全方位的幫助，很值得推薦給大家，我也會推薦給我的病人。

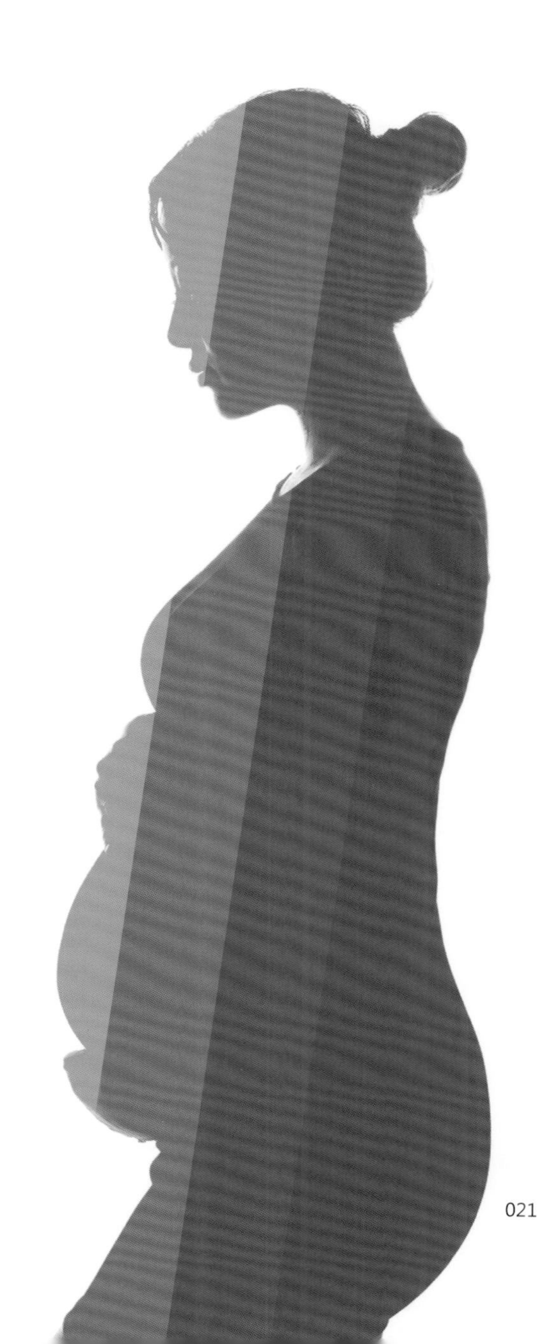

精神科專業醫師

中華民國精神醫學會永久會員

英國倫敦大學精神醫學研究所博士

英國皇家精神醫學會會員

曾憲洋

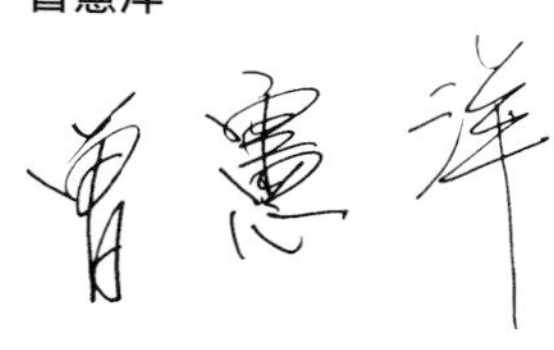

她們的親身體驗

見證 1

護理工作每天上班 8、10 小時，腿腫脹到不行，睡前抬腿難緩解，透過按摩深層休息

護理師 張之怡

懷孕期間在加護病房擔任護理工作，每天上班 8 到 10 小時，加起來也差不多要站個 4、5 小時，頂著大腹便便腰痠背痛不說，一雙腿更是腫脹到不行，種種不適感，即便是天天睡前抬腿，也沒有太大的幫助。

幸好從拍婚紗照開始就一直是秀宇老師的顧客，她告訴我，孕媽咪們其實很適合做身體按摩，並非像一般傳統觀念中，孕婦按摩會導致胎象不穩甚至流產。因為唯有不斷進修充實自己的美容師，才知道如何舒緩孕媽咪們的壓力，並同時避開不適合的穴道。

因為信任老師的專業建議，之後大約 1 到 2 週我就會去按摩一次，在療程中得到深層的休息與放鬆，身心靈得到平衡，同時這也大大減少了我懷孕後期的諸多不適。

孕婦按摩，真的是孕媽咪們的好朋友！真心推薦每位媽咪都應該嘗試看看！

見證 2

孕婦按摩初體驗，把上一胎腰痠後遺症，輕鬆緩解

英文教師 戴妏卉

後孕期的腰痠，真是讓我吃足了苦頭，再加上恥骨的不舒服，只要一走路就會拉扯，讓我每次要上廁所都舉步維艱。在世貿婦幼展，接觸到戴老師的孕媽咪按摩，初體驗孕婦按摩。沒想到，真是太舒服了，連我上一胎留下的症頭，腰痠都改善了很多。

而且，孕婦按摩比一般按摩需要注意更

多，找到戴老師，真是我的救星啊！謝謝你。因為這個經驗實在是太讚了，一定要推薦跟我有相同症狀的孕媽咪，也祝福大家的孕程都能順利圓滿。

見證 3

孕期後半場，水腫、頭痛各種不舒服輪番上演，一按超好睡

家庭主婦 戴志芳

懷孕後半段開始，身體各種不舒服，水腫、胃酸逆流、胃痛、頭痛......什麼都來了，後來朋友介紹了戴老師的孕婦按摩，想說懷孕都這麼辛苦了，試試看孕婦按摩能不能讓我舒服一點，不試還好，結果一試成主顧！太舒服啦！記得開始按摩不到 15 分鐘，我就已呼呼大睡，懷孕後半期根本沒辦法好好睡覺，按完之後回去也是一夜好眠，整個人都通體舒暢了。

整個按摩過程中戴老師會非常細心的告訴我，哪些身體問題是對應身體哪個器官，也會告訴我平常回家要怎麼保養，可以讓我自己比較舒服一點。

雖然每次按摩不到 30 分鐘我就舒服的睡著了，但療程結束後老師還是會把她今天按摩過程中注意到的整理好跟我解釋一遍，整個體驗我覺得很舒服。

只能說孕婦按摩這發明真的是太棒了！解決了所有孕媽咪的困擾，希望這個按摩要好好發揚光大！已經想好了懷下一胎立刻就來跟戴老師預約按摩。

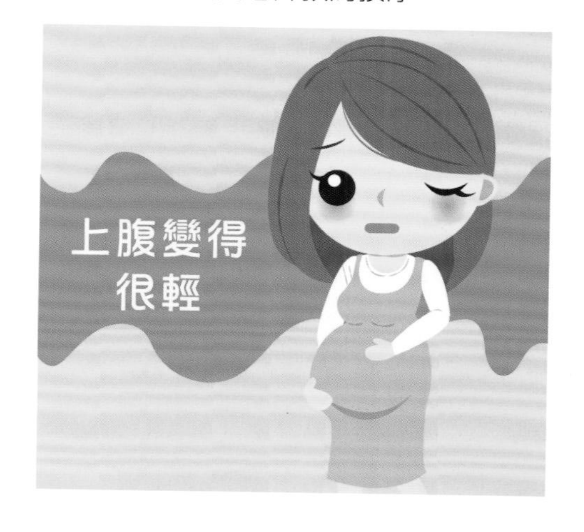

見證 4

針對個人懷孕週期、痠痛水腫程度，調整全身肌肉放鬆，讓懷孕不再是苦差事

銀行工作者 Amber Liu

懷孕身體總是覺得疲倦不適、睡覺也睡不好、腰痠到爆，孕期很幸運遇到秀宇老師，每次按摩前老師細心詢問我喜歡的力道，還有我希望加強的部位？目前的孕期週數、痠痛水腫的程度、睡眠品質等等問題，針對每次孕程週數不同狀況搭配不同手法，舒緩因懷孕而造成的身體負擔，透過溫柔的按摩手技放鬆全身肌肉的緊繃不適，完全緩解我懷孕後身體的不適感。

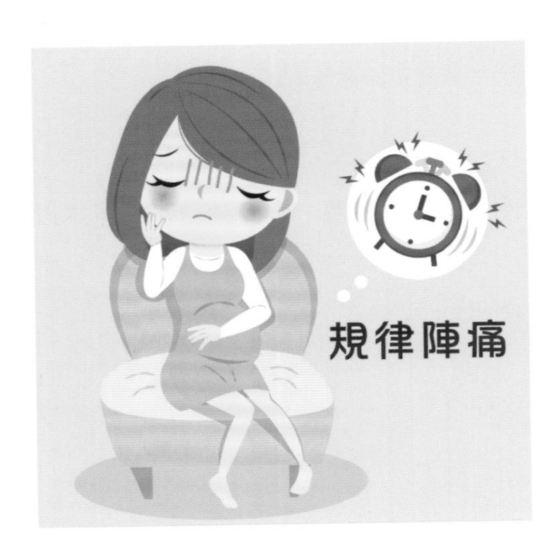

最重要的是每次去秀宇老師那都像回家一樣，老師好美麗又好親切分享好多孕期和產後知識，能讓孕媽咪的心情達到放鬆減壓。

有愉快的孕媽咪才有愉快的胎兒寶寶，這也是很好的胎教，對吧！！所以另一伴們請不要吝嗇，讓孕太太們去找秀宇老師做個孕婦按摩吧～ Happy Wife, Happy Life. 分享給大家孕婦按摩界我最推薦的秀宇老師。

見證 5

心跳加速、頸肩腰痠，老公跟著老師學按摩，幫忙舒緩孕期不適，照顧好皮膚與身體

數位文創 郭思慧

和戴老師認識好多年了，從社會新鮮人按到嫁為人妻，一直到現在都生了兩個女兒了。還記得當初大學畢業的第一份正式工作壓力比較大，內分泌失調，短短幾天內全臉長滿痘痘，於是開始固定去給戴老師調理。

多虧了老師的巧手，大約半年便完全好轉，膚況也明顯的比調理前還要穩定還要好，因此便習慣每個月都準時報到。給戴老師做臉不是像外面清清粉刺那樣而已，老師會根據每個月我的狀況去調整手法和步驟，還會搭配按摩，每次按完都能馬上立即感受到臉變小，頭變輕盈，眼睛變明亮，減壓按摩超級適合上班族。

到後來，懷孕之後也是多虧老師的好功夫，解救了孕期有諸多不適的我。

懷孕很辛苦，頭痛頭暈，心跳加快，水腫，腰酸，肩頸痛，所有的一切毛病，每次在老師幫我按摩後，都能得到大大小小的緩解。

第一胎每個月去找老師，老師都熱心的傳授了老公很多招，讓我現在第二胎的孕期儘管搬離台北，但老公仍然可以用老師的手法，幫我每天睡前按摩，下個月就要卸貨了，目前四肢都還算纖細，完全沒有水腫痕跡。

很感謝老師這麼用心推廣孕婦按摩，孕媽咪的身體真的值得被好好對待，很感謝我的人生能遇見戴老師，幫我把皮膚，身體都照顧得那麼好，希望這本書能讓更多人受惠！

見證 6

心疼太太頭胎懷孕辛苦，和老師學孕婦按摩，第二胎慌張不再手忙腳亂

運動用品業 戴欣晟

因為老婆的介紹，認識了傳說中的大師，某一次跟著老婆去給老師按摩，發現戴老師真的是名不虛傳的厲害，從此便固定跟著老婆每個月去找老師報到。

一躺下去，什麼都不需多說多形容，戴老師按幾下便能摸出你身體所有問題，例如我長期重訓卻沒有好好放鬆拉筋，造成全身肌肉緊繃，還有容易焦慮、急性子讓我的頭壓、眼壓都很高，原本以為做臉按摩是女生的專利，沒想到我也能在那裡讓全身得到放鬆。

除此之外，最感謝戴老師的便是孕婦按摩，看著心愛的老婆因為懷孕飽受身體折磨，第一胎早上孕吐，下午頭暈，晚

上水腫，整天都在不舒服，真的很心疼也很擔心，每次帶她去找老師按摩後都能馬上好轉，便拜託老師教我幾招。

現在第二胎我每天如法炮製，老婆在這一胎真的舒服很多，這讓我很有成就感，真的很感謝老師。希望能藉著老師的新書，可以讓更多人體會到孕婦按摩的美好。

見證 7

孕媽咪最怕睡不安穩，影響胎兒發育，透過老師知道孕婦 SPA 結合黃帝內經的好

餐飲管理 閔師儀

懷孕的過程其實是甜美與痛苦並行，尤其到了中後期，時不時覺得腰痠、小腿脹疼，就連晚上休息的時候也找不到一個舒服的姿勢。幸好從年輕的時候就認識秀宇老師，從單身愛美的美容美體一直跟隨到結婚時的美容、妝髮，到懷孕的孕婦 SPA。

秀宇老師的按摩手法結合了中國傳統的黃帝內經，知道避開對於孕婦有危害的穴道，給予孕媽咪身體上最大程度的放鬆。一趟療程下來完全能緩解身體上的不適，就連平常在肚子裡鬧得歡騰的寶貝也能安安靜靜，感到最愉快的是一連好幾天晚上都可以睡得安穩。

在傳統觀念裡對於孕婦的禁忌尤其多，可是大家都忽略了如果孕媽咪在懷孕的過程中都不快樂了，也是會影響腹中胎兒的。

對我而言最慶幸的就是認識秀宇老師，知道她對於孕婦 SPA 這個領域的用心，做了很多充足準備，也因為她認真專業的態度，讓我在這麼一個重要的人生階段中能放心地交給她，讓自己舒服愉快的度過。

見證 8

腳水腫到連心臟科醫師都搖頭，注意胎兒健康也要照顧好孕媽咪自己健康

公關 Cathy Haung

我長年旅居國外，能夠回台灣的時間不多，但是每次只要一有機會回台灣，慧

妮克斯是我一定會去報到的地方。

慧妮克斯就像是我在台灣的第二個家，人在國外心心念念的不只是台灣的美食，更響往慧妮克斯對我從頭到腳用心的呵護。

2020 年，懷孕近 30 週左右的我，從英國千里迢迢疫情當下帶球飛回台灣待產，當然最重要的代辦事項之一，就是找秀宇做孕婦按摩初體驗。

不得不說這整個體驗實在是太療癒！老實說我是一個能吃能睡沒有什麼太不舒服的孕婦，但越到後期，我的水腫越來越嚴重，一點也沒有誇張，發作的時候兩隻腳掌腫得跟豬腳差不多，連心臟科醫師看到都會搖頭的那種，再加上長途飛行的舟車勞頓讓我累壞了。不過秀宇的神手一出馬，何止水腫舒緩許多，簡直全身上下都疏通了。

不只如此，秀宇還一邊仔細說明每個穴道對應的身體部位，結束後更根據整個療程中發現的身體問題提醒我在家裡的方法，超貼心。

妳有沒有發現，當妳懷孕之後，所有人的目光都是聚焦在寶寶身上，孕婦像都是被忽略的那個。都說女人要懂得愛自己，那麼孕媽咪更是要懂得寵愛自己！

來到慧妮克斯，更讓我體悟了這個真理！他們獨有的手法給了我無微不至的寵愛，有效緩解孕期的緊繃與不適，徹底解放孕媽身心靈，以輕鬆自在的心情迎接新生命，誠心推薦孕媽咪們一定要試試。

見證 9

緩慢適應懷孕過程，快得產前憂鬱，按摩舒緩的不只身體，還有心情

經紀人 蔡佳容

一切好像才一眨眼而已！還記得突然間在驚嚇中聽到好消息，那就是：「我懷孕了！」雖然在預期計畫內，但一切隨之而來的變化是未知的。

雖一開始的飲食改變、身體改變、活動改變甚至體態改變等，適應的很慢，將近產前憂鬱了。一直慢慢的適應調整直到孕中期，肚子慢慢的顯現出來。明明

比一般孕媽媽的週數小，但是已經面臨無法平躺的困擾，只要平躺肚子就會開始變硬，往右躺墊上月亮枕也不行！網路上找答案，才知道要左躺。但是很難一直維持同一個姿勢不翻身，所以睡眠品質下降，怎麼躺都不對，甚至後來是坐躺著睡著的。

這樣累積後除了腰痠背痛，連尾椎還有左側臀部肌肉跟筋都抗議了！整條痛了起來！

這時候看到戴老師時常為各企業及各月中做講座，老師提到的快樂懷孕的孕婦按摩！沒想過孕婦也能開心的去按摩，一直以為都不能碰！立刻向戴老師求救預約了！

不試不知道，真的是太療癒了！先沖澡把一整天的疲累洗淨，然後躺上特別為孕婦準備的床及超厚月亮枕，真的超級安全感！細心的手法，在能舒緩又不會傷到孕婦的力道間游刃有餘。

一直沒睡好的我，竟然過程中直接睡著了！當然過程中也吸收了一些孕婦的基本常識護理，回到家把月亮枕墊成兩倍高，原來是我的肌力不夠，需要加倍支撐！而且全身放鬆完，回到家裡好幾天都睡的很安好！

最近週數已經進入到孕晚期，更多壓力在身上，嚴重失眠，腳也開始漲漲腫腫的，手部也因為水腫使力過度，有點發炎了！孕婦不能吃藥，舒緩一兩天立刻又上慧妮克斯美學館報到了！果然氣結多了好多，手臂膽經都是，老師一一疏通，全身要多鬆有多鬆，覺得心情也跟著愉悅起來了！

真開心孕期能有慧妮克斯的陪伴，在身心靈需要支持的時候，可以讓孕媽咪獲得治癒的能量，無論心理與身體上，讓我們快樂懷孕順利生產！

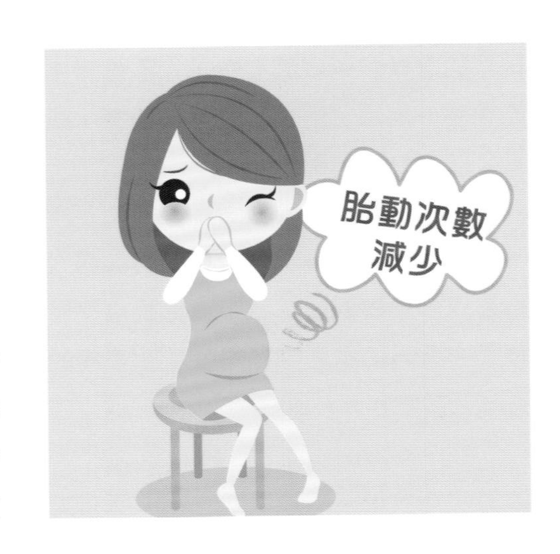

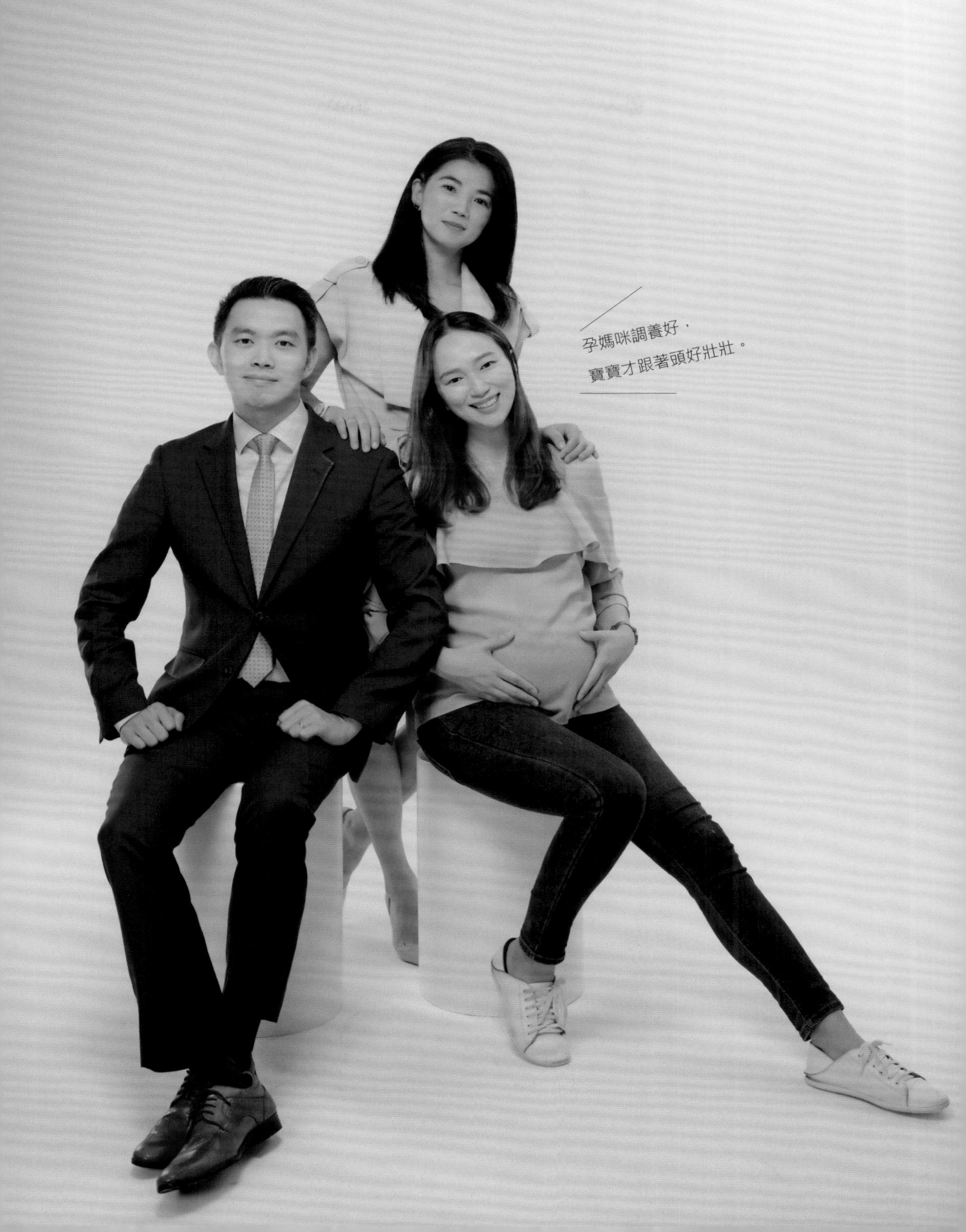

孕媽咪調養好，
寶寶才跟著頭好壯壯。

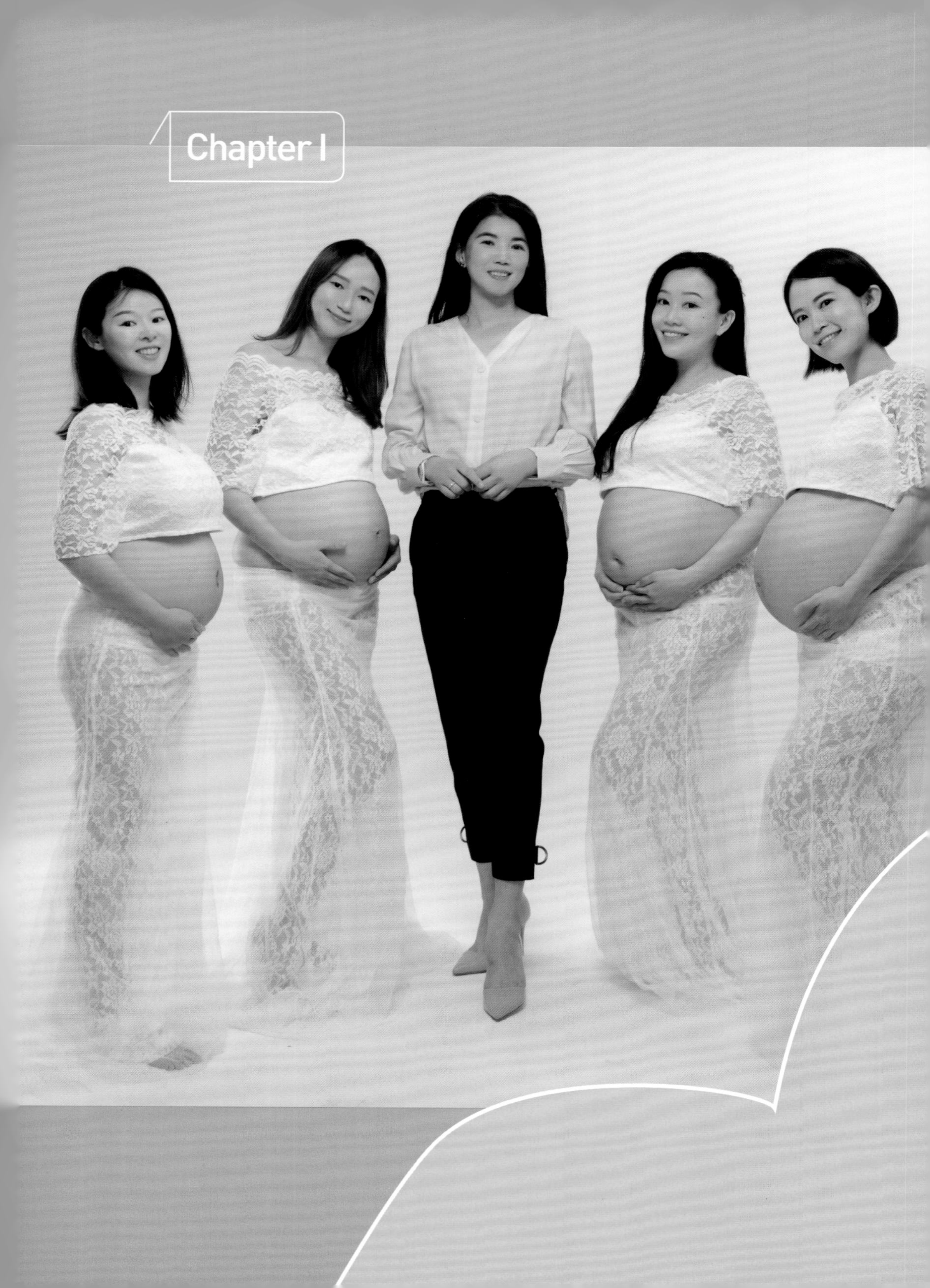
Chapter I

打破禁忌！按出好孕

按摩，透過手或特製的工具輔助，調節生理機能，舒緩肌肉變化。大部分的人在疲勞、身體痠痛時會想要按摩，孕媽咪也不例外。華人傳統認為懷孕禁忌多，像是摸肚子會早產、臍帶繞頸或生出來的孩子有胎記，按摩有顧忌。

對比現代人更注重孕媽咪與寶寶的生活品質，以及孕期症狀的緩解。以致近年孕媽咪按摩逐漸被大眾接受，從備孕前期到產期間的保養養胎，甚至產後調理，是可透過按摩按出「好孕到」。

Point 1

按一按壓力減半，親子、伴侶感情更加溫

現已陸續有科學家深入探討按摩對人體好處的機轉，
懷孕期間除了生理上的不適，生活中的精神壓力更是讓身心崩潰的最後一根稻草。
透過非藥物的按摩輔助，可舒緩緊繃感。

唐朝醫學家「藥王」孫思邈在《備急千金要方》中，所收錄的徐之才「逐月養胎方」為懷胎 10 月的每個月都下了註解。從妊娠一月始胚，二月始膏，三月始胞，一直到十月諸神備，日滿即產矣。深刻而具體的描摹胎兒在孕媽咪體內生長的狀態。

相對孕媽咪來說，身體心理變化度也跟著起伏。而美國邁阿密大學醫學院的回顧性研究指出，規律按摩數週後，「壓力荷爾蒙」皮質醇（Cortisol）會下降，同時，能使人產生愉悅感的多巴胺（Dopamine）和血清素（Serotonin）上升；另一刊登於《科學──轉譯醫學期刊》（Science Translational Medicine）的研究證實，按摩痠痛的肌肉，能關閉與發炎反應有關的基因，加速肌肉復原。透過按摩，或可程度上舒緩懷孕帶來的不適。

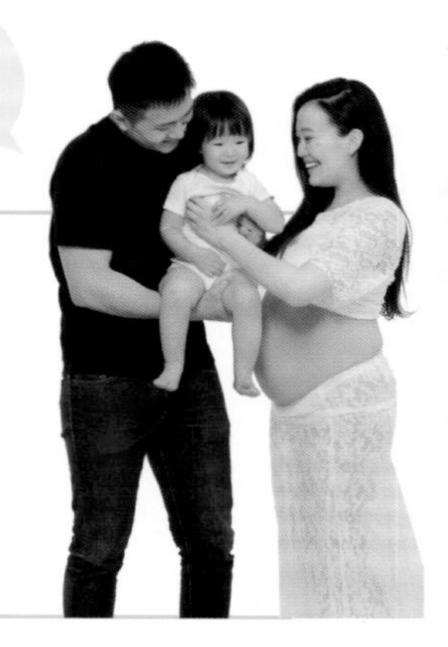

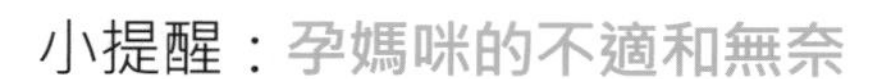

小提醒：孕媽咪的不適和無奈

對應懷孕過程，可能經歷疲勞、肌肉或關節痠痛、肩頸緊繃、四肢腫脹和痠麻，導致睡不好、皮膚乾燥、氣色不佳，也連帶影響情緒。如果長期倚賴藥物，除了擔心影響胎兒，也無法根治不舒服的症狀，更容易造成自體免疫力低落。

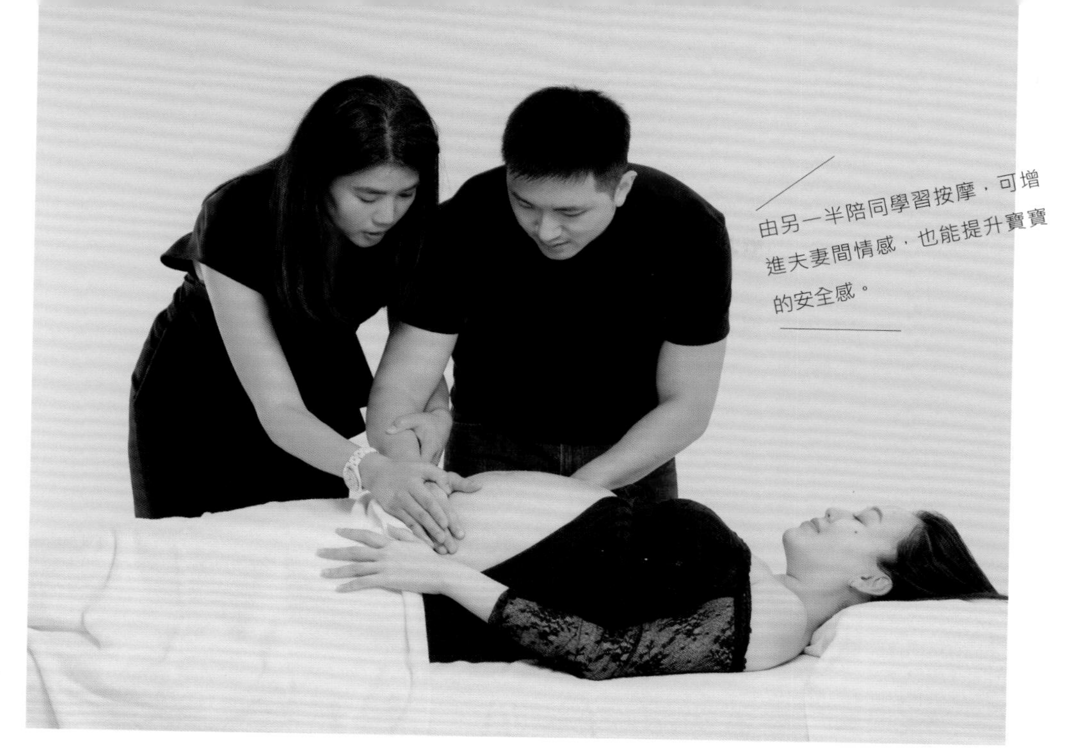

由另一半陪同學習按摩，可增進夫妻間情感，也能提升寶寶的安全感。

按摩也是一種陪伴，帶來心理安適

孕媽咪的身體隨著孕程變化，尤其到了孕後期，各種不舒服日益增加。常聽到孕媽咪與先生因理念不合而發生口角，或是親友給的建議讓她備感壓力，其實她們非常需要心靈上的平靜，我們專業操作者能給予她精神上的陪伴。她對我們訴說不舒服，我們能同理，並提供正確的舒緩方式，在按摩過程中閒聊，也能幫她釋放壓力。

但是你知道嗎？最好的按摩老師是家人或另一半，除了可立即緩解不適，還能增進感情。我有個孕媽咪客戶，每個月先生都陪同會從南部北上來做舒緩按摩，先生記錄過去一個月內太太不舒服的症狀筆記，現場提出各種問題，並學習按摩手法，如此媽咪、寶寶和爸爸的關係更緊密。孕程中，舒壓按摩真的是讓夫妻和家庭感情加溫的好方法。

小提醒：別再跟孕媽咪說再忍忍

旁人覺得小到不能再小的問題，對孕媽咪來說，受內外壓力夾擊，又或向另一半、沒懷孕經驗的親友描述自己狀況，對方難以感同身受，僅是安慰忍耐一下就好，這些有可能造成負面效應，會將悲傷、憤怒等負面情緒傳遞給胎兒。

溫柔撫觸，提早增進親子感情

有位懷孕7個月孕媽咪，因腰痠來找我舒緩按摩。當我觸碰到她的肚皮，竟然是冰涼且緊繃的狀態，我詢問她：「妳一直都是這樣（肚皮冰涼）的狀態嗎？」她回說：「是啊！懷孕不就是這樣嗎？」她以為這樣是正常的。

我當場來一段與小 baby 的對話，先將手掌放在她的肚臍上，輕聲對肚子裡的 baby 說：「小寶貝你要放輕鬆，不要緊張，阿姨來幫你按摩。」過了幾分鐘後，孕媽咪的肚皮就比較柔軟了，腰也不那麼痠了。

當胎兒在媽咪肚子裡感到舒服，胎動會變明顯，有時還會發出如小魚吐泡泡「啵啵」的聲音，即使他沒辦法用言語表達喜怒哀樂，但可以透過動作讓媽咪感受到此刻心情。

小提醒：
按摩也是在釋放情感

人的皮膚布滿感測器，透過撫觸給予慰藉和釋放壓力，這也是為什麼肢體接觸有時比言語的溝通來得更直接、有效。

這是因為觸覺是所有感官系統中發展最早的，懷孕約第8週，胎兒的觸覺就已出現；到了第14週，觸覺神經幾乎布滿胎兒的全身。這時候，孕媽咪或另一半輕撫肚皮，跟寶寶說話，讓他體會外界的刺激，產後持續為嬰兒撫觸，更有助於親子建立親密的依附關係。

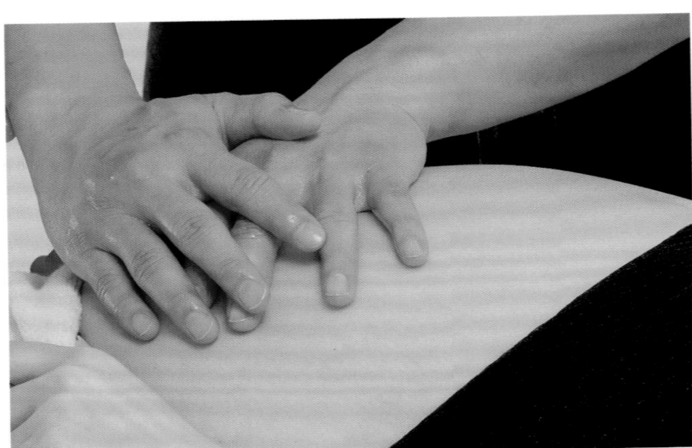

透過按摩肢體接觸，當胎兒在母親子宮感到舒服，胎動會更明顯，傳遞小寶寶的心情給媽咪。

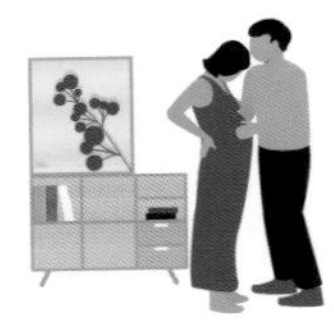

Point 2

備孕期間就可按摩，逐月養胎每月保養一次

不少資料建議，懷孕 20 週（約 5 個月）後再開始按摩比較好，
但我想倡導的是，其實準備懷孕就可以開始按摩。
當身體保持在輕鬆愉悅、健康的狀態，受孕機率會大大提升。

南北朝醫家徐之才的「逐月養胎方」對懷胎十月的每一個月都有一個總結，他說：「妊娠一月始胚，二月始膏，三月始胞，四月形體成，五月能動、六月筋骨立，七月毛髮生，八月臟腑具，九月穀氣入胃，10 月諸神備，日滿即產矣。」這段話觸動我開始鑽研逐月養胎按摩，發現從孕初期便可享受按摩。

無按摩習慣，懷孕 12 周後再按

根據我的觀察，大多數的孕媽咪等到月經沒來，驗孕才發現自己懷孕，但早在不知情的情況下接受按摩，因為不知情，內心的負擔也就不會那麼大。不過，沒按摩習慣、或較敏感的人，對按摩力道的拿捏還不太適應，對胎兒可能多少造成影響，那麼會建議等 12 週以後，胎象

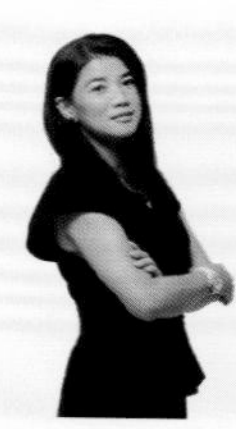

NOTE

不適合孕期按摩的對象

- ☑ 有流產過或有早產病史，以及經常性流產。
- ☑ 懷孕期間曾出現陰道流血、下腹劇烈疼痛、先兆性流產等症狀者。
- ☑ 出現早產風險，包括子宮頸閉鎖不全、子宮肌瘤、細菌感染等情形。
- ☑ 有妊娠高血壓、妊娠糖尿病、妊娠毒血症、癲癇和心臟病等疾病。
- ☑ 皮膚如有外傷或骨折者，須等修護好才可以按。

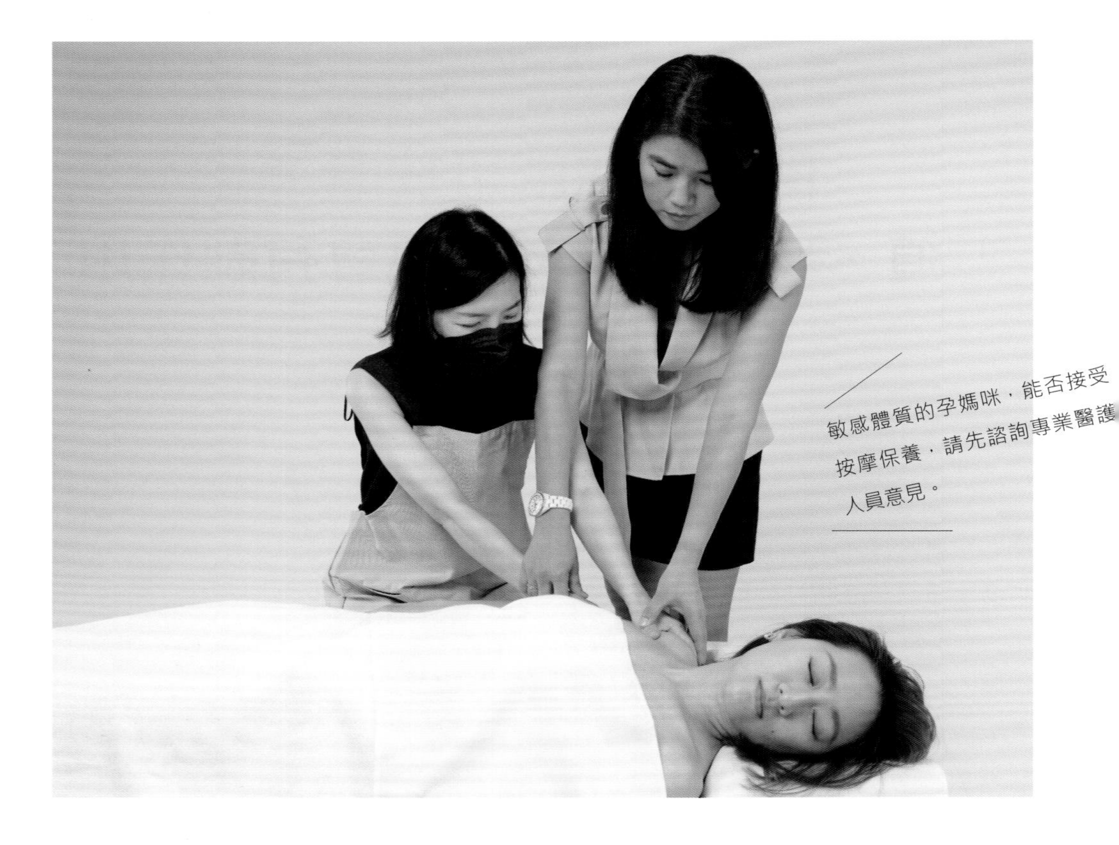

敏感體質的孕媽咪，能否接受按摩保養，請先諮詢專業醫護人員意見。

穩定了再開始。

睡前按摩最佳，禁剛吃飽或空腹狀態按壓

按摩其實沒有限制哪時按，但最好不要選剛吃飽或空腹時，建議在早餐過後 1.5 小時或午飯後 2 小時按摩。畢竟按摩會促進循環代謝，孕婦耗能是常人雙倍以上，空腹按容易血糖低。反而有副作用。最推薦的時間是晚上睡，因為按完之後身心處於放鬆狀態，幫助一覺好眠。

逐月養胎，依症狀變化調整頻率

依南北朝醫家徐之才的「逐月養胎方」，孕期 10 個月，每個月都有對應的經絡，每月按摩保養一次，每次 90 分鐘。隨懷孕週期增加，身體不舒服的頻率會有變化，孕媽咪可以與熟悉的按摩芳療師討論是否增加按摩次數，或尋求同住家人的協助。

Point 3

孕期要遠離心臟方向按，力道、部位和姿勢不當會有副作用

孕媽咪和一般人的按摩手法大同小異，但有一重點要提醒，
孕期按摩都要遠離心臟方向，還須考量孕媽咪在按摩時是躺著或坐著，
同一姿勢固定太久會不舒服，力道、姿勢與部位需拿捏得宜。

中醫觀點，往心臟的方向按是補氣，往下是瀉氣，即「上補下瀉」。孕媽咪下肢水腫、上肢氣腫，不同於未懷孕的人，需要把水和氣往下代謝掉，而不是往上補進來，所以特別強調要離心按摩。

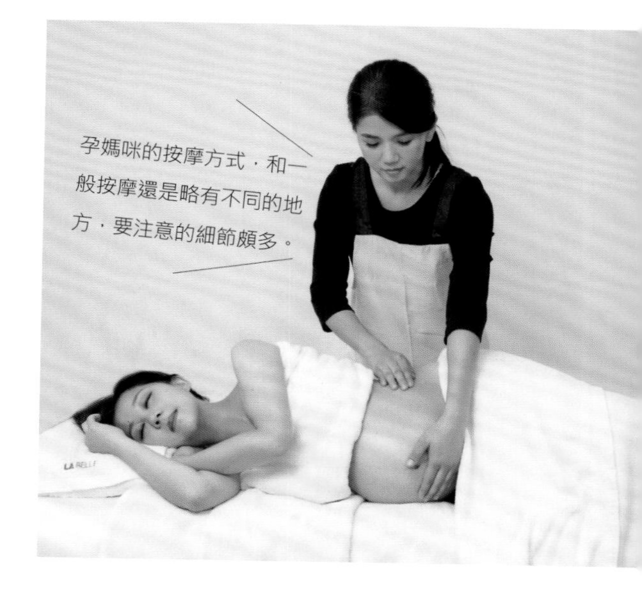

不刮痧、敲、搥、打、甩、拍

一般按摩目的是求舒緩疼痛和疲勞，力道稍微重一點無傷大雅。然而，孕媽咪體內有胎兒，是敏感脆弱的一群，刺激

小提醒：敲槌打拍會刺激胎兒

試著想像，你在臥房睡覺，隔壁有人在牆上用電鑽，會令你焦慮不安，同理當你在孕婦身上進行這些敲槌拍打動作時，腹中的寶寶接受到這些刺激，也會容易造成情緒不穩和焦慮。

性較強的動作如拔罐、刮痧，或者強調扭轉、拉筋的泰式按摩，甚至現在流行的撥經按摩，都不適合孕媽咪。

力道以舒服為優先

按摩就是要大力、要痛才有效，這是迷思。有些孕媽咪喜歡用力一點，有些人喜歡輕撫，按摩力道應以孕媽咪覺得舒服、安全為優先。

孕期中按摩部位有忌諱 避開胸部等敏感地帶

常有孕媽咪說要按胸部，好預防產後乳腺炎或塞奶現象，不過坊間對於產前是否應按摩胸部有不同論點，我們無法保證每位孕媽咪體質是否合適，但胸部是孕期按摩最忌諱的部位之一，有可能太用力而引起宮縮，增加早產或流產的風險。

避免趴著、坐著時沒貼緊椅背

幫孕媽咪按摩，以坐或側躺為主，避免趴著壓到胎兒，或坐著時沒貼緊椅背。我曾看過有人示範緩解孕期腳水腫時，讓孕媽咪坐椅墊的二分之一，孕媽咪的肚子缺乏支撐、重心往前，背部整個懸空，按完後不但沒有舒緩，反而變成腰痠，甚至連胸口都悶了，也會有按不到位的問題。

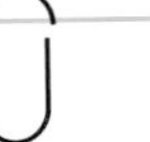

小提醒：視週期狀況按壓部位

懷孕 35 到 36 週以前，考量早產、流產等風險，也不按大腿內側靠近鼠蹊部的位置。但像鼠蹊部、恥骨是在自然產過程中會大量用到的肌肉群，建議適合接近生產前一個月再按摩。

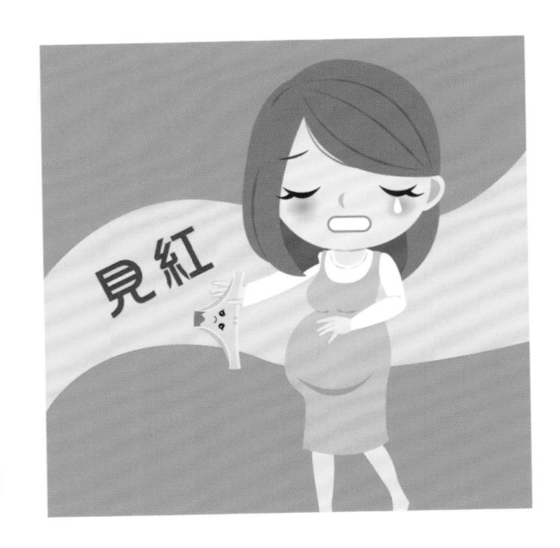

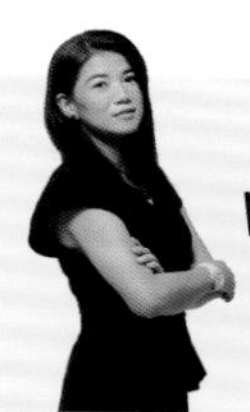

NOTE

9大提問　確保孕婦安全狀態下按摩

孕期症狀百百種，有興趣或正在從事孕婦按摩的人，在按摩之前，應先詢問下列問題，確保孕媽咪在安全狀態下按摩，避免後續有狀況引發爭議；如果對回答沒把握，孕媽咪最好諮詢醫事人員，再來進行接受服務。

Q1.　目前懷孕幾週？

Q2.　有無重大疾病，如糖尿病、心臟病、甲狀腺亢進、紅斑性狼瘡等？也可詢問有無過敏史，若對堅果過敏，我會避免使用含堅果成分的精油。

Q3.　這次是第幾次懷孕？有無小產（或稱流產）過？上一次懷孕是幾週生產的？

Q4.　上一胎是剖腹產？自然產？吃全餐（先經歷自然產產痛煎熬，經醫師判斷有風險，改為剖腹產）？

Q5.　有無經歷外力受傷，如車禍、骨折？

Q6.　準備多久時間懷孕？

Q7.　有無抽菸、喝酒習慣？

Q8.　每日作息，如每天工作幾小時？通常幾點睡？一天平均睡幾小時？

Q9.　懷孕後的情緒如何？孕前有無睡眠障礙？有無長期服藥助眠？

↓ 不是每個孕媽咪都能接受按摩，即便是同位媽咪，可能因不同懷孕階段，身體狀況有所變化。

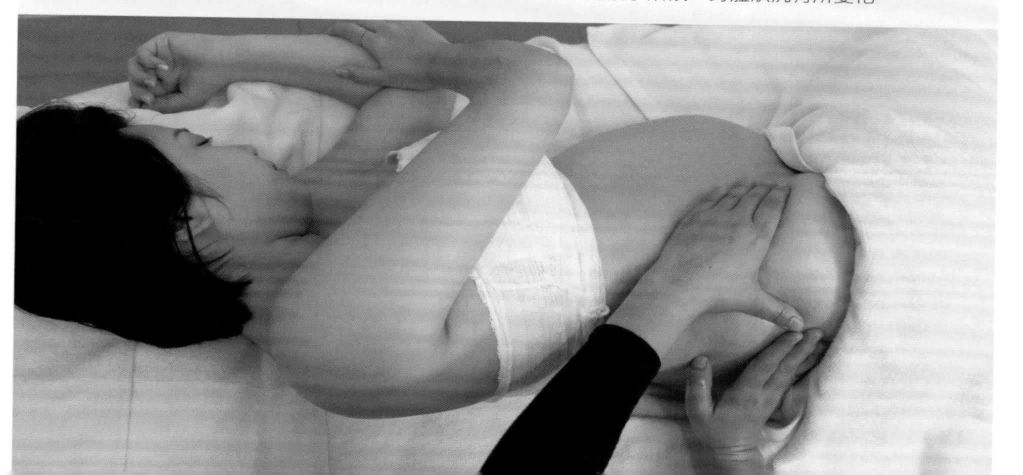

Point 4

按摩前 3 大準備，情緒、情境與小配件事半功倍

想讓按摩更到位，有 3 點儀式要做到。
情緒儀式、情境儀式以及按摩小器具的輔助儀式。

操作者按摩前，自是要注重安全性，指甲定期修剪，手上的飾品或手錶得取下，避免任何尖銳物刮傷孕媽咪皮膚的可能。同步留意按摩環境之於生理與心理的舒適性。

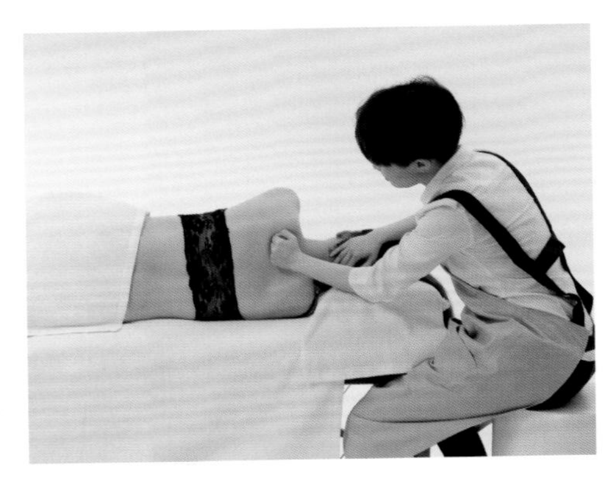

→ 按摩前，被按與操作者，都要做好準備，忌諱情緒太浮動，環境要寧靜不受干擾，還可輔助道具讓按摩事半功倍。

避開負面思維，保持心情穩定

我認為幫孕媽咪按摩時，操作者的情緒是否穩定，對整體效果影響很大，尤其不要在吵架後按摩。試想操作者一邊氣沖沖地碎念，一邊幫對方按摩，這樣孕媽咪會舒服嗎？想必是覺得刺耳，愈按心情也跟著愈不好受吧？

換個角度當孕媽咪處於憤怒或悲傷等負面情緒，都可能連帶影響胎兒。因此，操作者和孕媽咪應該保持心情愉悅、放鬆，如果能配合孕媽咪平時正常的呼吸律動按，效果更好。

攝氏 26 到 27 度的舒適體感

懷孕初期，因體內激素分泌導致體溫比平常偏高，容易覺得熱，按摩時，室溫攝氏 26 至 27 度之間，以孕媽咪的體感舒適為主。盡量避免空調溫度過低，例如外頭 35 度高溫，室溫 23 度，結果一出去溫差太大，反而導致孕媽咪頭痛或感冒，原本有支氣管過敏的人症狀也會加重。

柔和燈光有助放鬆

昏黃、柔和的燈光色調，給人溫暖氛圍打造適合按摩的情境，可幫助身體放鬆，甚至在按摩過程中可以很舒服就睡著，醒來時覺得神清氣爽。

輕柔音樂舒緩身心

我曾到一家翻桌率很高的餐廳吃飯，店內播放快節奏的電音舞曲，讓人不自覺地吃很快，沒有好好細嚼慢嚥和消化，結果離開餐廳後，胃感到不舒服。按摩也是，不宜選節奏快、重拍的音樂，無人聲、有大自然環境音如流水、蟬鳴、鳥叫的輕音樂，可舒緩緊繃情緒與肌肉。

抱枕協助身體支撐

一般人側躺時能平均地躺穩，但是孕媽咪的肚子凸出來，胸部又脹大，躺下去有中間重、頭和腳輕之感。不妨抱著 U 型孕婦枕或月亮枕，讓身體有個支撐，按摩過程比較不會晃來晃去，全身重量也較平均。

高延展性、低敏感按摩油減少摩擦

塗抹乳液或精油，可幫助按摩時減少皮膚摩擦阻力。有些乳液強調好吸收，反而不好按摩推動，所以以高延展性乳液為佳，因會直接接觸肌膚，建議天然植物成分、不會讓皮膚過敏較適宜。

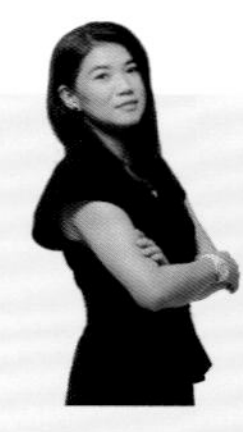

NOTE

孕期可用的按摩精油

孕媽咪安心用

芸香科柑橘屬的精油：葡萄柚、佛手柑、甜橙、橙花、檸檬等，這類精油能調節交感神經，緩解孕媽咪情緒低潮與噁心感，按摩、擴香、嗅聞都能安心使用。

調經活血類精油少碰

有兩大類精油，不建議用於孕期。

1. **有調經功效的精油**：薰衣草、玫瑰、迷迭香、百里香、艾草、快樂鼠尾草、薄荷、冬青、羅勒、牛膝草、茉莉、杜松、樟樹、馬鬱蘭、沒藥、雪松、山金車、白樺、絲柏等。
2. **具激勵作用或收縮平滑肌的精油**：藤三七、黑種草、天竺葵、尤加利、鼠尾草、冬青木、丁香、羅勒、醒目薰衣草、肉桂、樺木、樟木、芳樟葉。

這類精油有通經、活血化瘀的效果，雖可緩和經前症候群和月經來的不適，卻不建議孕初期 12 週前和孕後期 30 週後使用。以快樂鼠尾草為例，它帶一點點麻醉效果，用於緩解經痛，但是孕媽咪的子宮現在有房客，不應再讓居住空間過於活絡，影響安定。當然，不是每個人都這麼敏感，也要用到非常大量才可能造成問題。只是為了確保普遍孕媽咪的安全，但凡可能造成滑胎風險的產品，我都會盡量避開。

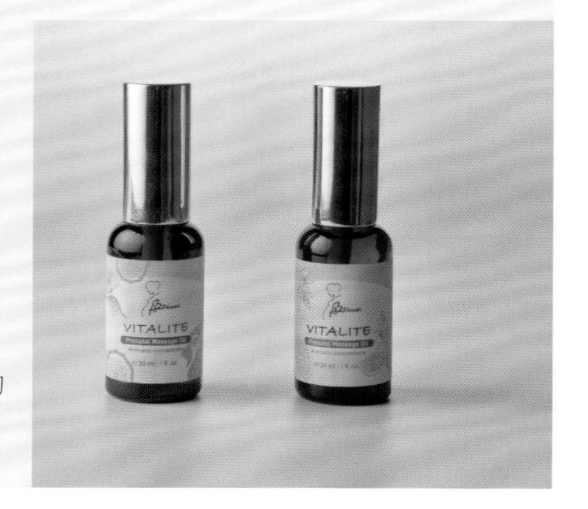

→ 孕期使用的精油，以能舒緩心情的柑橘類成分為主。

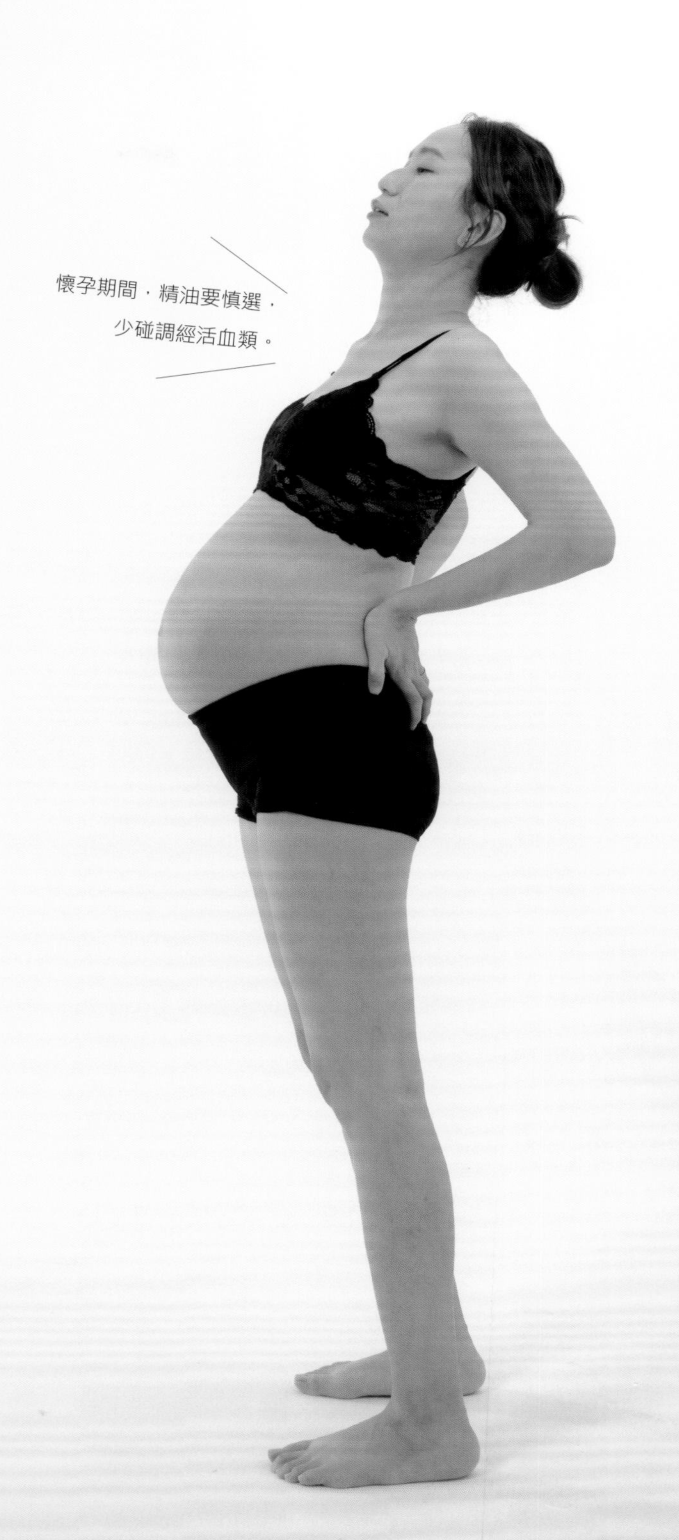
懷孕期間，精油要慎選，
少碰調經活血類。

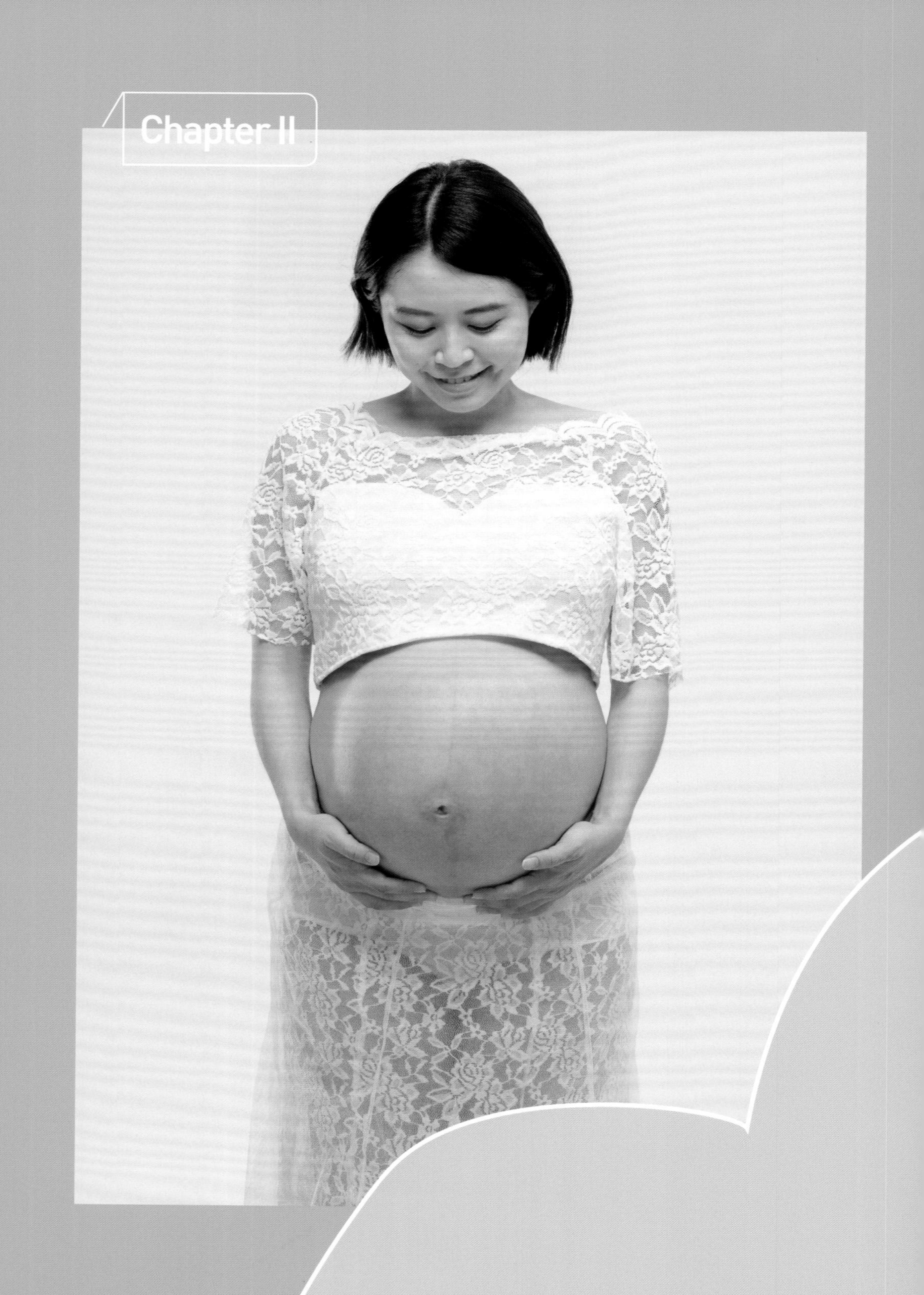

Chapter II

孕期變化大 這樣按養胎又養生

懷孕階段可分為孕初期（1到3個月）、孕中期（4到6個月）、孕後期（7到8個月）和最終後期（9到10個月），以及坐月子調養期（產後1到2個月內），孕媽咪整整10月孕期症狀反應與胎兒生長都有它階段性表徵。而這可透過逐月養胎概念，配合按摩來幫助到胎兒和孕媽咪，緩解懷孕女性最常遇到的不適症狀。

Concept 1

孕初期1到3月，安靜養胎

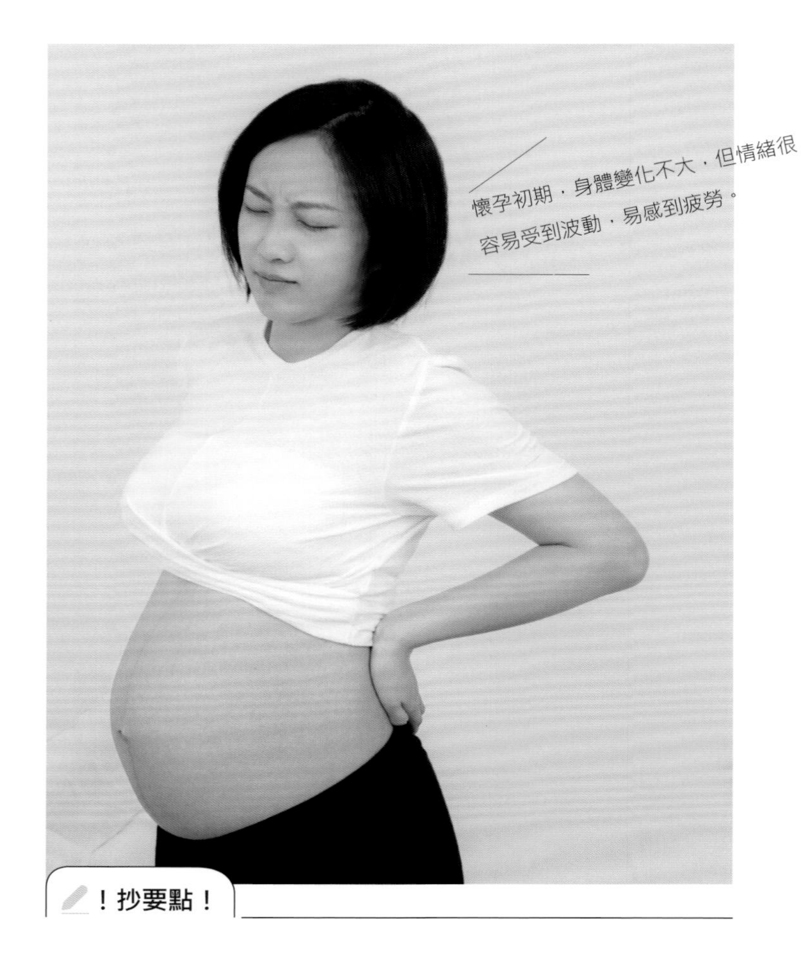

！抄要點！

√ 懷孕 1 至 3 個月（ 0 到 12 週）為孕初期，外觀變化還沒那麼明顯，不容易察覺有孕。但是受到荷爾蒙波動影響，情緒經常反覆不定，一下喜悅、一下焦慮，連帶引發睡眠問題。

√ 養胎概念：第一個月養肝經、二月養膽經、三月養心包經。這三個月因為胎象還不穩定，著重安靜養胎。

√ 常見症狀與緩解法：發生（1）孕吐、（2）頭暈和頭痛、（3）不易入眠、（4）沒睡好引起頭痛或肩頸不舒服等，按摩頭、面、耳、脖子，可緩解不適。

剛懷孕的前 3 個月（0 ~ 12 週）可視為「孕初期」，西方醫學稱作「第一孕期」。胚胎逐漸在體內著床，這時候肚子還不明顯，胎兒就像小蝦米一樣，不容易被察覺，通常先出現的是食欲改變、胸部些微脹痛；等到懷孕 20 週左右，才會發現肚子漸漸隆起，並感受到胎動。

受到荷爾蒙波動影響，我們的情緒處於極端狀態，經常在喜悅與焦慮間來回擺盪。在我服務眾多客戶的時光，有 4 位孕媽咪在孕初期的表現令我印象深刻。

案例分享 1 開心海外婚禮，遇到意外懷孕來攪局，焦慮莫名被放大

受邀參加個案要在海外舉行的婚禮，她也很如火如荼規劃所有行程，每次來找我都很興奮地分享籌備的進度。有一天她告訴我，婚禮可能沒辦法如期舉辦了，我問她為什麼？原來她發現自己懷孕了，變成婚禮要大大提前，並開始著手懷孕和生產相關事宜，計畫必須重新調整。

固然開心懷孕，但孩子來得突然，隨之而來的是一連串的焦慮。只要一有風吹草動，她就會無限放大，頻繁掛急診，不斷問醫生：「我半夜抽筋是正常的嗎？吃不下飯是對的嗎？我怎麼白天一直睡，晚上都睡不著？」這些都是荷爾蒙變化所引起的情緒不穩定。

案例分享 2 第二胎本想「照豬養」，孕吐卻比第一胎還厲害

第二個案例是媽媽已有過生產經驗，常聽人說「第一胎照書養，第二胎照豬養」，生第二胎應該還好吧？不會有什麼大問題，心態和準備上就比第一胎輕鬆，誰知她的第一胎是天使寶寶，很好安撫，但每個寶寶妊娠狀況不太一樣，第二胎讓她飽受折騰，來找我時哀號：「老師，我第一胎都沒有孕吐，怎麼懷第二胎時吐成這樣？」她認為之前有經驗，事實上卻無先例可循，我幫她按摩，也教她如何自己按，以緩解孕吐。

案例分享3 高齡產婦，因為懷孕不易，變得「步步驚心」，過度謹慎緊張引發宮縮現象

這位孕媽咪也是促使我下定決心推廣孕媽咪按摩的關鍵之一。她在備孕時做了非常多努力，諮詢中西醫、多次打排卵針做試管嬰兒，求神問卜也用上了，終於 43 歲盼到寶寶的到來。

也因為孩子得來不易，懷孕後，變得戰戰兢兢，絲毫不敢鬆懈，做任何事情前都要先問過醫生，也上網搜尋很多資料、查閱書籍後，才會下決定。連小嬰兒出生的一切都想打理好，例如，寶寶的衣服一定要有機棉，玩具也要最安全無毒，把最好的都端給孩子。像這樣過度謹慎，白天想太多，晚上將焦慮帶上床，延續到夢境，睡覺時常會夢到孩子有狀況，導致睡不好。

到了懷孕中期，容易緊張關係，所以肚子經常冷冷硬硬，引發腰痠背痛，甚至有多次宮縮的現象。我相當同理她的焦慮，我也是懷孕過來人，需要有人幫她舒緩緊繃的身體。

案例分享4 已經生育二胎，卻沒預期懷孕，掙扎是否要生，倍感煩躁

第四位是三寶媽，懷第三胎完全不在她的預期內，所以剛懷孕時，她經常掙扎是否要留下這個小孩，在要或不要的過程中，讓她的身心比過往更容易感到焦躁煩憂。

面對心理上的焦慮或對未來的不確定感，孕媽咪感受最深，情緒陰晴不定，一點小事可能陷入低潮或暴怒。當焦慮持續累積，就像繃緊的橡皮筋，一旦突然鬆弛，便容易精神不濟。所以孕初期需要安靜養胎，凡是會影響孕媽咪情緒波動的外在因子，都應極力避免。

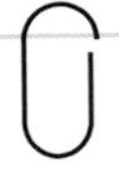

小提醒：孕初期易胚胎不穩

懷孕後就不會有月經來報到了，不過，孕初期因為胚胎著床不穩，偶爾可能還會有一點點褐色的、類似經血的殘餘，這也誘發孕媽咪感到焦慮。

Point 1

妊娠一月肝經主養，補充酸味食物濡潤肝血

王叔和編著的《脈經》提到：「婦人懷胎，一月之時，足厥陰脈養。二月，足少陽脈養。三月，手心主脈養。四月，手少陽脈養。五月，足太陰脈養。六月，足陽明脈養。七月，手太陰脈養。八月，手陽明脈養。九月，足少陰脈養。十月，足太陽脈養。諸陰陽各養三十日活兒。手太陽、少陰不養者，下主月水，上為乳汁，活兒養母。」大意是懷孕的每個月，都有一條經絡在養胎中發揮關鍵作用，也和按摩有關係。

肝血不足，易出現孕吐

而《備急千金藥方》中的「卷二婦人方上」，收錄南北朝醫家徐之才的「逐月養胎方」。關於懷孕第一個月，提到養肝的重要：「足厥陰內屬於肝，肝主筋及血。一月之時，血行痞澀，不為力事，寢必安靜，無令恐畏。」

以中醫論點，妊娠一月始胚，孩子尚未成形，如同胚芽剛長出來，這時期主養肝經。肝主藏血，剛懷孕時，特別需要以血滋養胎兒；如果肝血不足，懷孕時肝又把太多血供給子宮，可能造成孕吐，就是害喜現象。

五臟對五味，肝偏愛酸

電視劇常演出 —— 女主角突然想吐，變得愛吃酸，觀眾一看就知道她可能懷孕了。回歸中醫五行學說，五臟與五味相對應，肝喜酸，所以懷孕會孕吐、想吃酸的，是有它道理在的。

小提醒：多休息吃酸味食物養肝

吃一些酸味食物像是酸梅、果醋、優格等，可以讓肚子裡還在發育的胚胎濡潤肝血，但像泡菜、酸辣菜重口味就較不建議。另外多閉目養神也能養肝，孕初期容易疲憊嗜睡，走沒幾步便喊累，這時能休息就多休息，對胎兒是有好處的。

Point 2

妊娠二月膽經主養，休息有助五官臟腑形成

妊娠第一個月始胚，主養肝，第二個月始膏，膏是什麼呢？膏脂的存在是一個很美妙的東西，只是有點抽象。我常用大閘蟹的蟹膏來比喻，很多人喜歡吃大閘蟹，因為蟹膏相當甜美；胎兒在孕媽咪肚子裡第二個月時，古代醫學家形容如同膏脂般精美。

這個時期，胎兒為足少陽膽經所養，膽經主掌人體生命的原動力，對於血脈生發、形成胎兒的形體相當重要。

面子工程關鍵期，不容出錯

有趣的是，中國著名的中醫養生文化專家曲黎敏教授在《黃帝內經　胎育智慧》一書中提到，此時期可說是胎兒的「面子工程」。懷孕第三週，胚變得像一條小龍，實際上是在確立自己的中軸線——脊椎，並發展未來的中樞神經系統；到了第四週，胚開始塑造面部，臉上的一切約需要 100 天生成，是很精密的工作，容不了任何差錯。

五官、器官正在成形，處於脆弱狀態要養護

我們可以瞭解到，懷孕的第二個月就像在「養面子」，五官形成、五臟六腑也逐漸萌芽與建構。雖然中樞神經開始發育，有了第一次心跳，五官和重要器官也在此時形成，但仍處在非常脆弱的狀態，任何一丁點風吹草動，都很容易驚嚇到孕媽咪，連帶影響胎兒，所以要格外小心。

小提醒：穩定情緒避免胡思亂想

這時期被認為是比較危險和不穩定，除了多休息養胚，孕媽咪的情緒要比平常更安定，忌諱過度緊張或胡思亂想，避免受到突發事件打擊。愈安靜愈好，有時連音樂都不一定要播放。

Point 3

妊娠三月心包經主養，做放鬆的事讓心情愉快

來到懷孕第三個月，胚從一隻小蝌蚪，初形成小小的人形。中醫觀點認為，「三月名始胎，手心主脈養之」，手心主脈指的是心包經，位於手的中指往上到腋下的位置。心包經主喜悅，經歷懷孕第二個月的面子工程後，第三個月要養護的是「情志」，孕媽咪應該盡量讓情緒維持愉悅，不要操煩過度，以及避免受到驚嚇。

保持好睡眠品質，遠離焦慮

整體來說，懷孕初期 3 個月，受精卵著床、細胞極速分裂，逐步形成胎兒的身形和各種器官，孕媽咪必須小心呵護自己和胎兒。如果經常處於焦慮狀態、睡眠品質不佳，都會直接影響寶寶及未來的妊娠時光。所以這裡說的養情志，就是要養護媽媽的情緒，同時「養足」睡眠，媽媽母體好，胎兒才會跟著好。

多做放鬆心情運動，有助穩定胎兒腦部發展

曲黎敏教授在書中提醒，妊娠第三個月始胎，胚與胎的分水嶺是較危險的時期，前期胚如果發育不好，到了懷孕第三個月就容易流產。這也是媽媽手冊（孕婦健康手冊）會在懷孕滿三個月才拿到的原因，表示胎兒發育比較正常且穩定。

這時期孕媽咪可以播放音樂落實胎教，或做些放鬆心情的活動，不論是對自己，還是穩定胎兒的腦部和情緒發展，都有不錯效果。

小提醒：散步放鬆心情但以 30 分為佳

散步是非常適合放鬆心情的活動，到了孕後期，可以爬樓梯幫助順產，但以 30 分鐘內、走走停停為佳，切記不要過於激烈。我遇過一位孕媽咪，她聽人家說走樓梯能幫助順產，孕初期 3 個月就開始爬，結果後來早產。

Point 4

按摩首重頭、面、耳、脖部位
緩解孕初常見 4 大症狀：
孕吐、頭暈頭痛、失眠引起頭頸肩不適

頭部疼痛，不光是孕初期，有些人會
時不時感到頭痛頭暈。

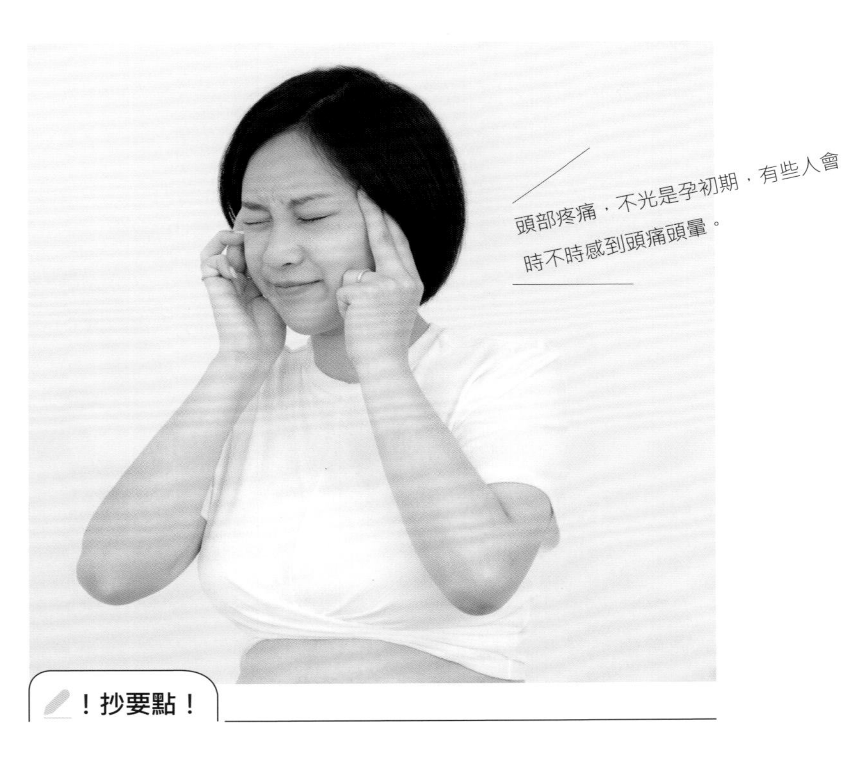

！抄要點！

√ 為避免影響胎兒，按摩時嚴禁拉、敲打動作。

√ 肩膀、肚子、胸部、腋下和腰部，先不處理，重點部位鎖定頭、面、耳與脖子。

√ 孕媽咪若自己按不到的地方，建議尋求專業按摩師或請家人幫忙。

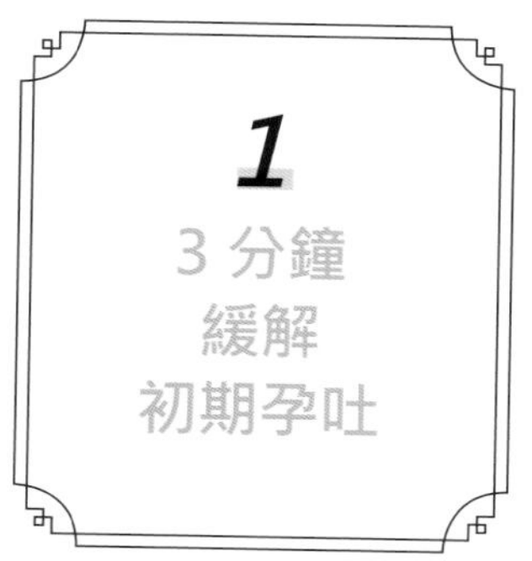

1 3 分鐘 緩解 初期孕吐

該動作適合整個孕期，只要想吐或剛吃飽覺得不舒服都可以做；到了孕後期肚子變大，容易胃酸逆流，也可以做此動作。

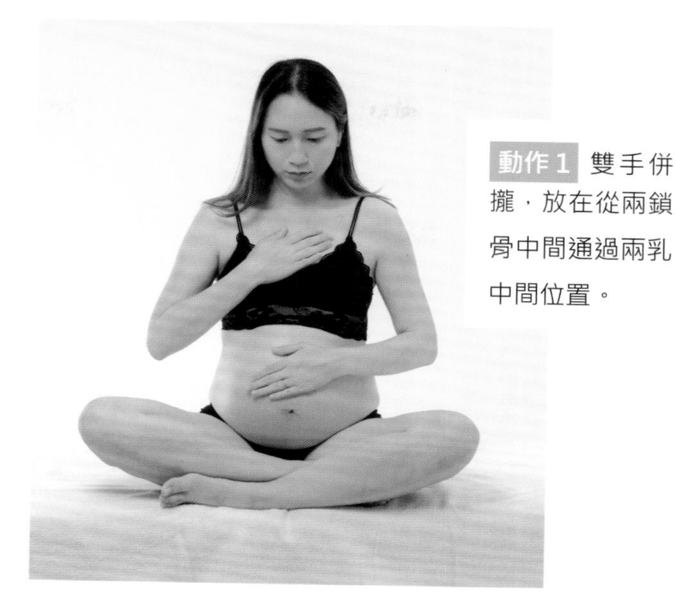

動作 1 雙手併攏，放在從兩鎖骨中間通過兩乳中間位置。

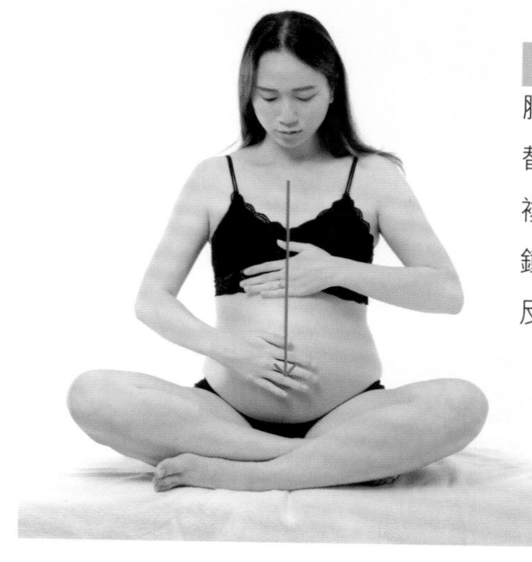

動作 2 往橫隔膜方向，雙手交替往下按摩，重複此動作約 3 分鐘，至不再噁心反胃為止。

TIPS

- 力道要輕，按摩速度要配合孕媽咪平時正常呼吸節奏。如果剛走路很喘，先休息一下，回到正常呼吸再做。
- 按摩時可以搭配甜橙精油，這款精油是養胃油，除了安定情緒，對孕初期緩解孕吐也有顯著的效果。

編按：與孕後期動作有相關性，故以同一模特示範。

小提醒：3 NG 手法反效果

手沒服貼、動作太快、往上按，都是常見的 NG 手法，反而會加重想吐的感覺。

2 眉心頭頂按壓 幫孕媽咪緩解頭暈頭痛

因為荷爾蒙變化，情緒易波動，不容易入眠，或者一下子睡太多，都可能引發頭痛。這套動作可睡前請家人幫忙按，舒緩入眠。

基本動作以 3 分鐘為主，可依孕媽咪需求調整時間。

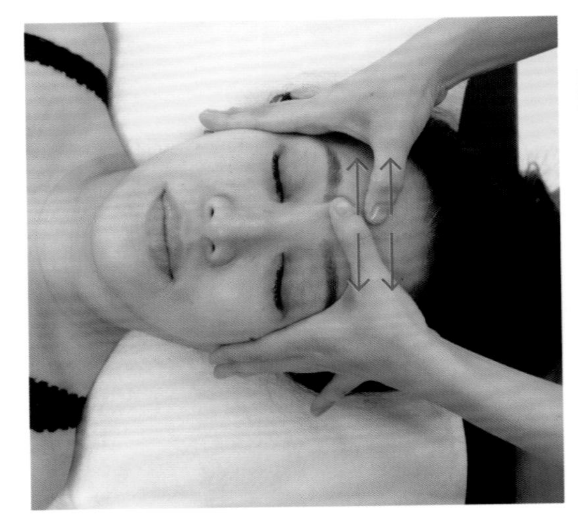

動作 1 鼻梁往上延升到兩眉頭中間，用兩手大拇指左右來回按，逐漸往上按到髮髻。

小提醒：不一定要精油

用精油可潤滑皮膚好按摩，但這套動作適合就寢前，為求方便，不一定要大費周章準備。

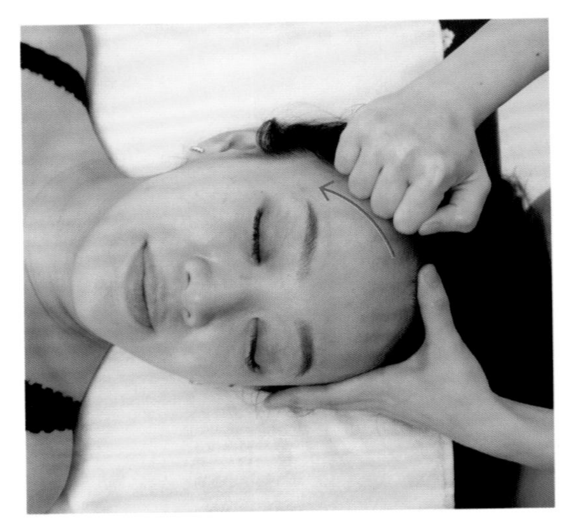

動作 2 手握拳頭，以指節滾動，從額中心往耳朵的方向，沿著髮際按摩。

TIPS

- 為方便按壓，可讓孕媽咪頭微側。
- 來回 2 至 3 次，可單邊或雙邊進行。

“ 小百科 ”

人體穴道多，光頭部和面部就有好幾處經絡，像是頭部經絡就有督、任脈，膀胱、膽和小腸經，面部則有胃、肺、肝、脾、小腸和膀胱經等經絡通過，另外還有任督脈，男生再加太沖脈，按摩頭部可促進血液循環，緩解頭部疲勞，減輕全身不適症狀。

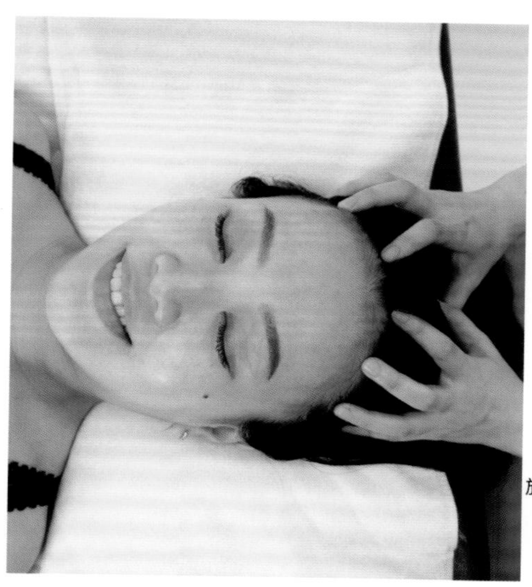

頭頂部
疲累、熱中暑
對應：腎經

後腦勺
熬夜、感冒、
慢性壓力、肩頸僵硬痠痛
對應：膀胱經

放鬆腦壓，眼壓，
幫助深層睡眠
對應：膽經

頭側部
偏頭痛、經期症候群、
腦壓大、思緒過多、過度緊張
對應：左邊－肝經、右邊－肺經

動作 3 雙手手指張開，呈八爪章魚狀，放在頭部兩側。雙手大拇指頂住頭頂，以此為中心點，利用十根手指的指腹按摩兩耳上方顳骨處，可以定點按，也可以呈螺旋狀按。

TIPS

- 雙手指腹張開角度，以可罩住頭頂上半部即可。
- 按壓力道以孕媽咪覺舒適為主，但忌諱用力過度。
- 螺旋狀按壓，沒有規定要哪個方向，以操作者順手為主。

小提醒：

指甲過長會摳傷頭皮

頭部皮膚脆弱敏感，指甲最好剪短修磨過，以免刮傷頭皮，如同洗髮用指腹可按摩刺激毛囊細胞，按摩時以指腹可起到保護作用。

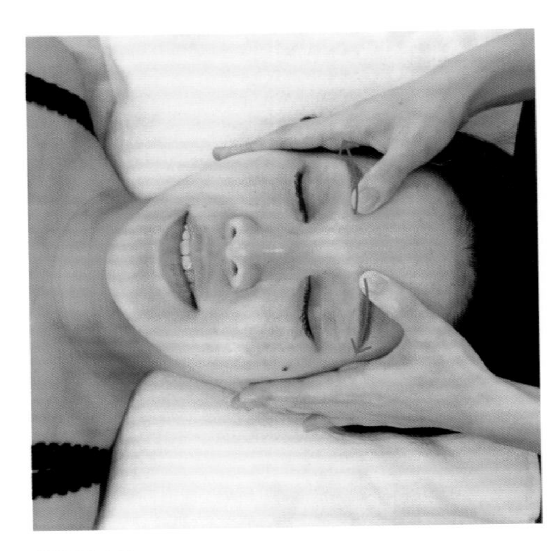

動作 4 利用大拇指或食指指節按摩眉毛，由眉頭往眉尾單一方向順著按。

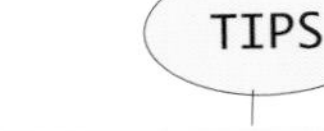

- 重複動作約 3 到 5 次。
- 整套按摩可持續至孕媽咪覺舒適為止。

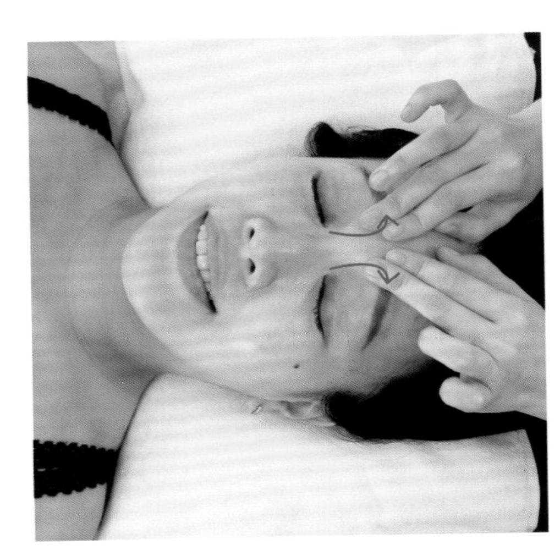

動作 5 雙手食指與中指指腹，由下往上按鼻梁骨，可舒緩淚管和鼻管，多按可提升睡眠。

TIPS

- 靠近鼻梁骨與眉毛內側凹陷處，是攢竹穴位置，多按壓可舒緩眼壓。
- 3C 族常感眼睛疲勞痠痛，可多按摩此部位。

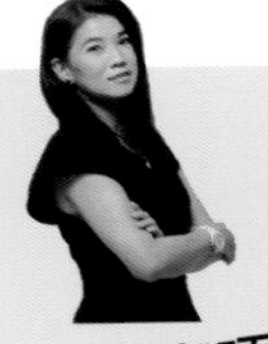

注意事項

想舒適按摩，有沒有推薦的枕頭？這沒有絕對答案，有些人喜歡乳膠枕，有些人偏好軟綿綿質感，我都說一切以孕媽咪自己覺得舒服即可。因為想要一夜好眠，按摩又感舒服，回歸到全身肌肉能否放鬆，過度僵硬是會睡不好的。

真要說對孕媽咪好的輔助神器，個人建議月亮枕，或有個彎形、前大後小的抱枕，可以讓孕婦翻身側躺時，減輕腰間與肚子壓力，幫助入睡，睡得更安穩。

3
孕媽咪自己來按摩眉心頭顱解頭暈頭疼

這套按摩手法步驟簡單，動作也好記，重點針對額頭眉心、髮際處，方便讓孕媽咪自己操作，一般人若有頭暈頭痛等不適症狀，亦可用來緩解，施作時間、地點不限。

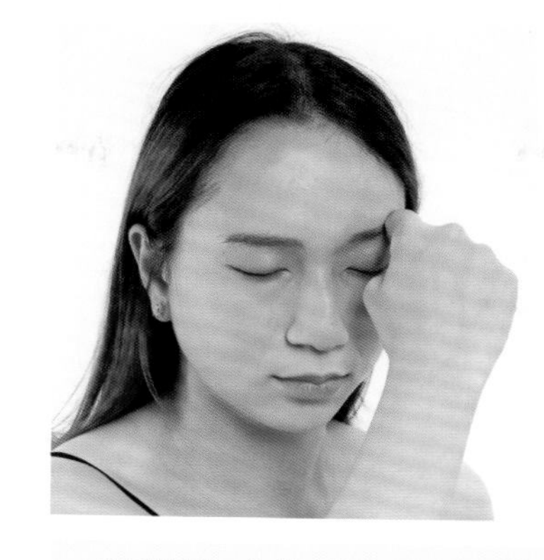

動作 1 鼻梁往上延升到兩眉頭中，利用食指指節左右來回按，逐漸往上按到髮髻。

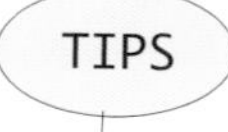

TIPS

- 自己按壓，指節會比指腹更能刺激眉頭穴位。
- 按摩無須刻意用哪隻手操作，以自己慣用手就好。
- 角度關係，自己按摩時，食指指節比其他指頭指節更順手操作，有人會以食指和中指指節並用

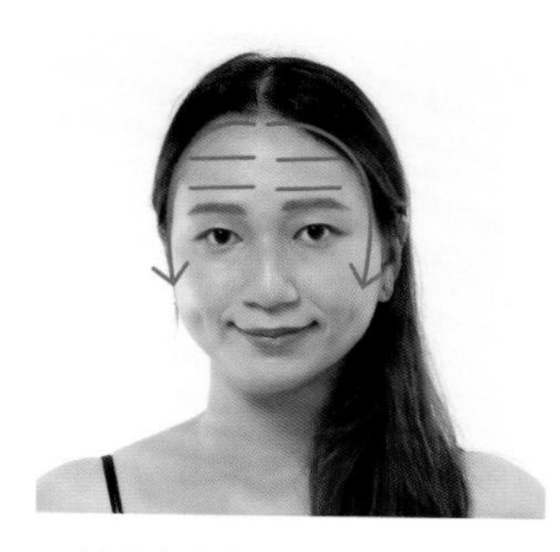

↑ 按摩方向與部位示意。

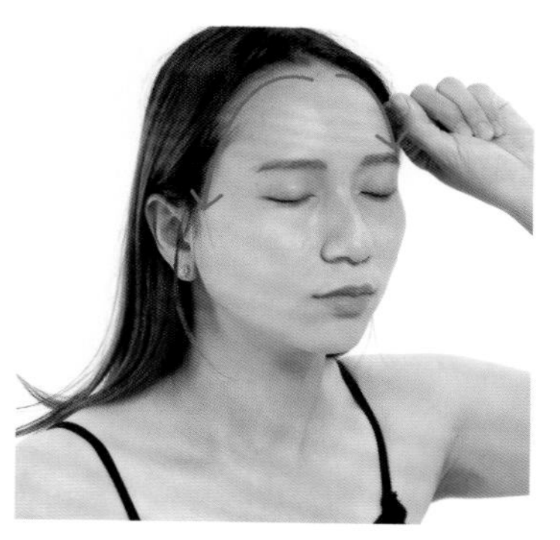

動作 2 手握拳頭，利用指節從額中心往耳朵的方向滾動，沿著髮際按摩。

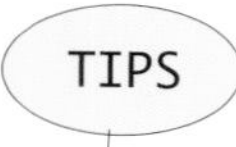

TIPS

- 左右交錯動作。
- 來回 5 到 6 次，如有感覺痠緊，可重複多次，再進行下一步驟。

小提醒：非孕期可用舒緩型精油

一般人按摩頭部時，可搭配綠薄荷、雪松等舒緩型水性精油，活絡頭皮血液循環，同時也不會造成頭髮油膩感。有些人喜愛帶點涼感，但使用上要小心，因為頭皮皮膚很敏感，而薄荷種類多，建議綠薄荷為佳，同時也較低敏，不易引起泛紅。

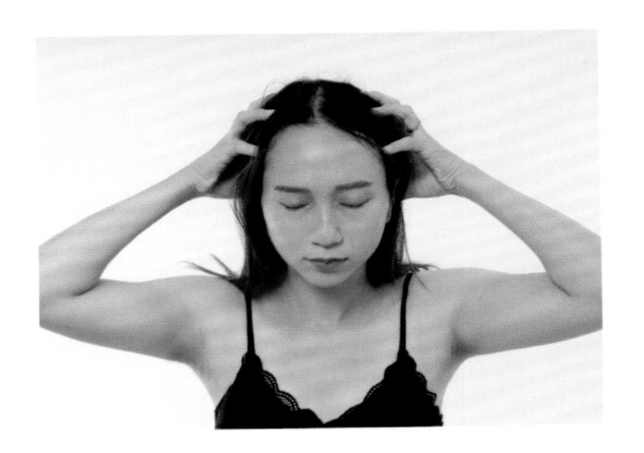

動作 3 手指張開呈八爪章魚狀，放在頭部，雙手抓按兩側顳骨處。

TIPS

- 同上一按摩手法，頭皮部位以指腹按壓。
- 利用指腹刺激感官，力道勿過大，以自己能承受範圍為佳，速度要慢。

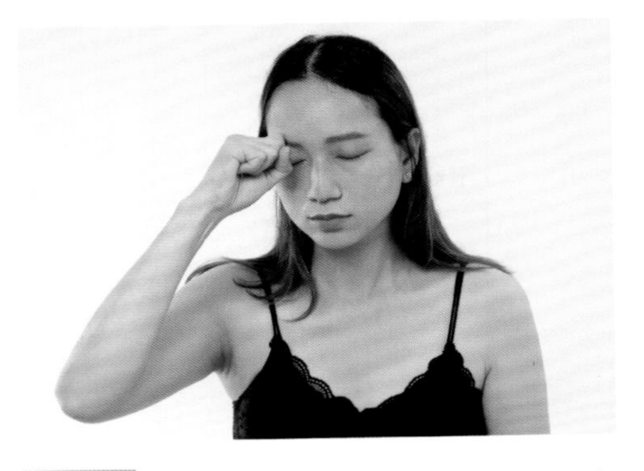

動作 4 食指指節，從眉頭往眉尾單一方向順著按。

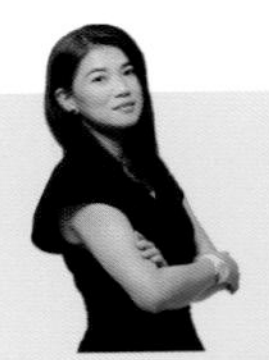

注意事項

除了用手按，也可以用工具按摩，力道都以孕媽咪可以接受為主。用工具按摩的好處是力道比較平均和省力，達到事半功倍的效果。建議選有微微鋸齒狀兼具平滑面的按摩工具。鋸齒面按顳骨、髮際，平滑面按額頭。

懷孕期間不建議刮痧、拔罐或劇烈的按摩，雖然每個人能承受的程度不同，但只要是可能有風險的動作，都盡量不做。

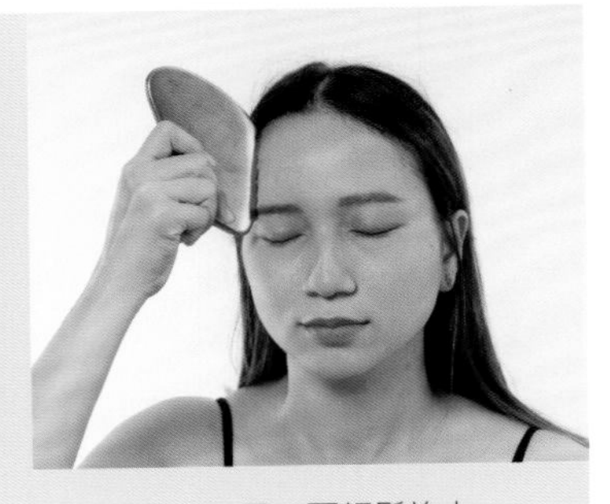

↑ ↓ 善用小工具，可輕鬆施力。

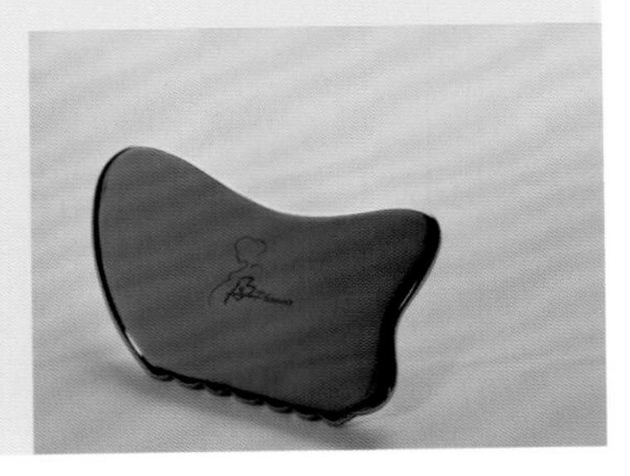

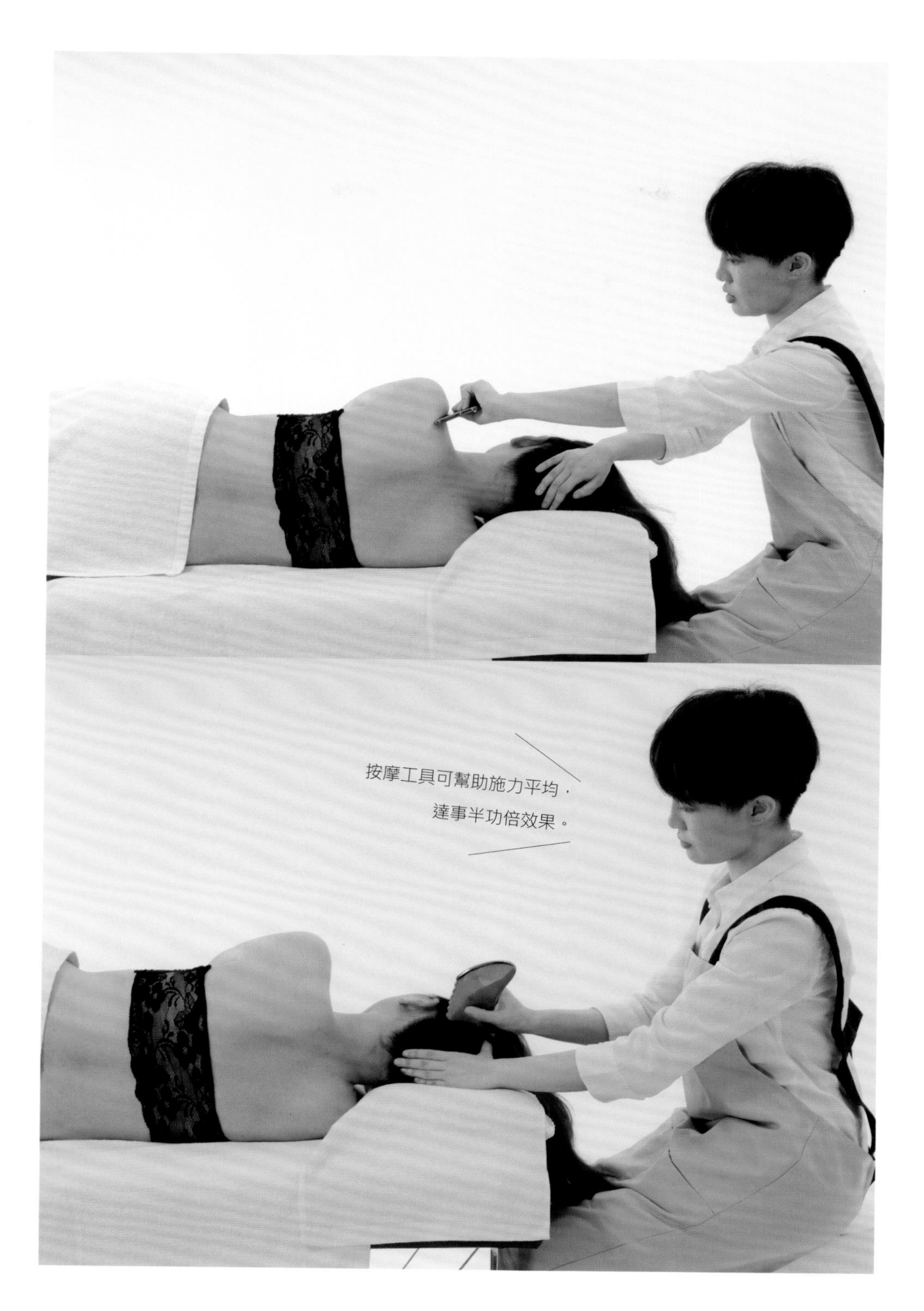

按摩工具可幫助施力平均，
達事半功倍效果。

4 睡前耳朵這樣按 舒適好入眠

根據中醫觀點，耳朵有許多穴位，對應人體的五臟六腑。例如外耳軟骨對應的是脊椎，按摩此處，好舒緩整個脊椎和頭側的壓力，放鬆後自然有助於入眠，很是建議睡前按壓。

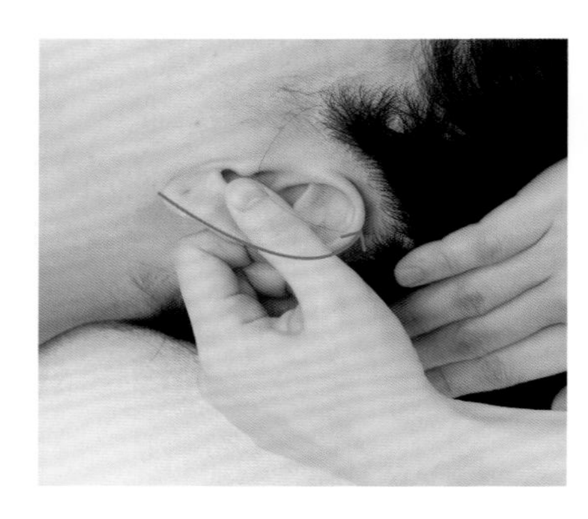

動作1 請孕媽咪躺好，頭轉側，操作者以揉捏方式，由最下方耳垂按至耳朵最上方的軟骨，來回數次。

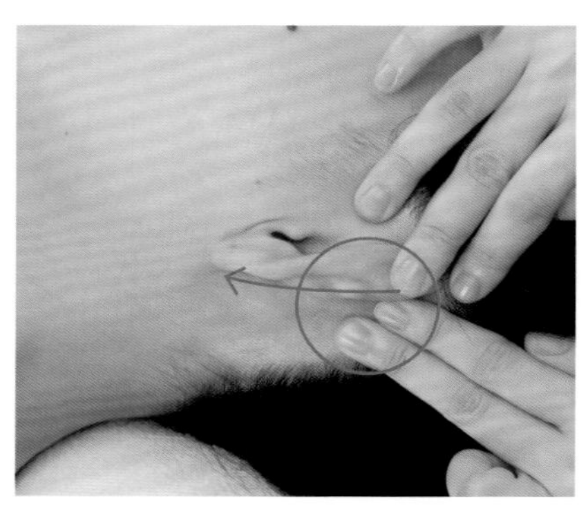

動作2 耳朵往前翻折，以手指按摩耳後，即耳朵和頭部的交接處，由上至下。

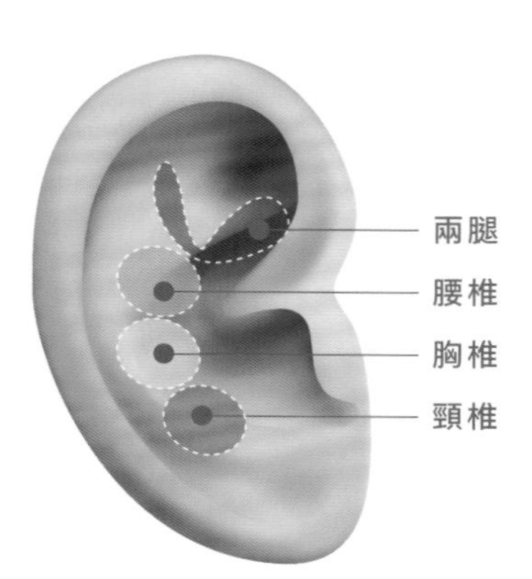

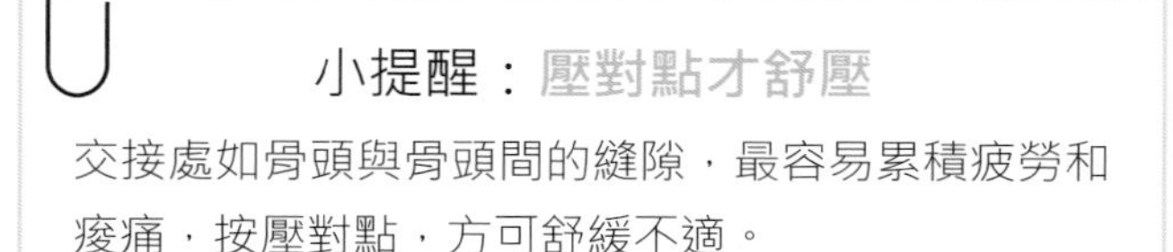

小提醒：壓對點才舒壓

交接處如骨頭與骨頭間的縫隙，最容易累積疲勞和痠痛，按壓對點，方可舒緩不適。

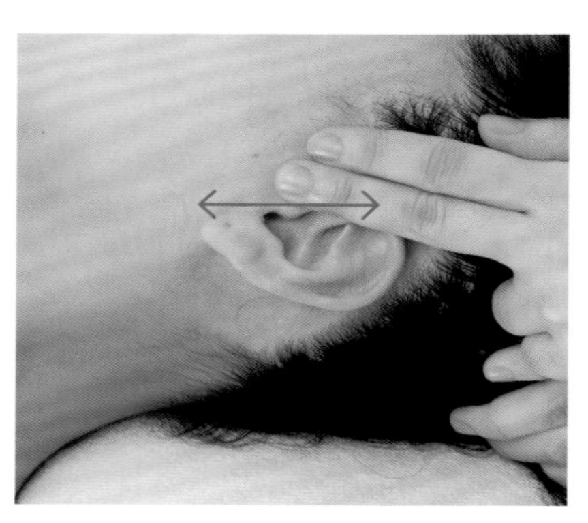

動作3 中指和食指併攏，上下來回按摩耳朵與臉頰的交接處（如圖指箭頭處）。

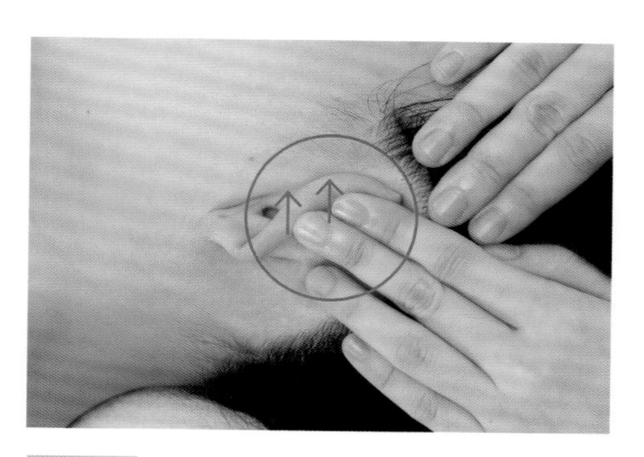

動作 4 耳朵往下翻折，以手指在上耳朵和頭的連接處按摩數次。

TIPS

- 耳朵皮膚脆弱敏感，力道太大會刺激紅腫。
- 預防體質敏感，按壓容易起紅疹或泛紅，可使用潤滑乳液。

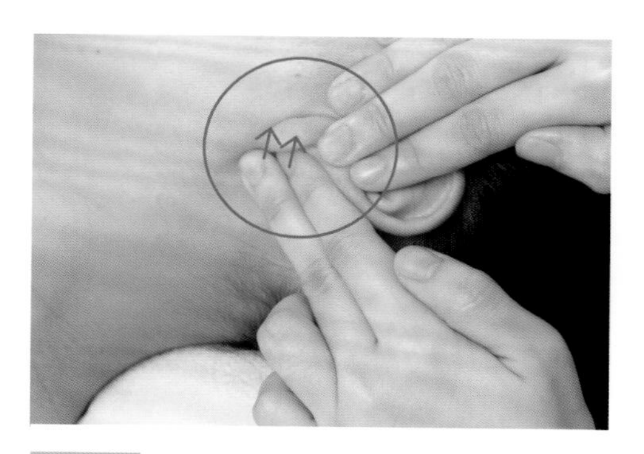

動作 5 同動作 4 ，耳垂往上翻折，以手指在下耳朵和頭的連接處定點按摩。

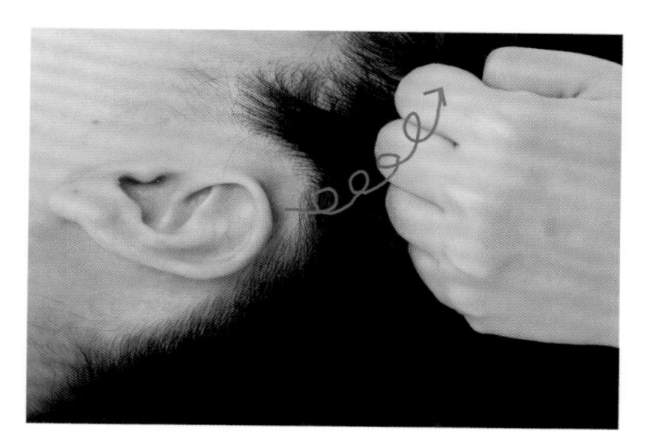

動作 6 握拳，以指節滾動，按摩耳朵上方顳肌處至頭頂數次，左邊按完換右邊按。

TIPS

- 上述動作進行一輪後，可換邊依序按壓。
- 無一定時程，有感覺舒緩即可。

按摩外耳軟骨與周邊穴位，可舒緩緊繃神經，釋放疲勞與痠痛。

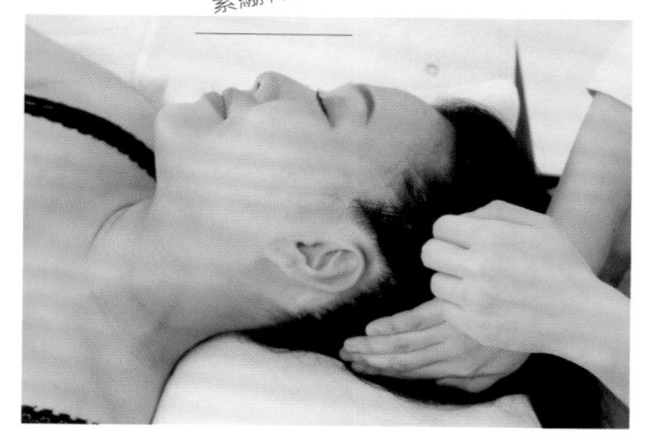

小提醒：翳風穴養護支氣管

下耳朵與下頜骨的連接處，是中醫裡的翳風穴，支氣管較敏感或有相關疾病者，有些按了會有咳嗽反應，多按摩此處，可保養咽喉與支氣管，但要特別注意按摩速度要慢、力道要輕，避免反效果。

5
頸部揉壓 緩解頭痛或頸肩不適

大多數頭痛是沒睡好造成，連帶頸肩僵硬痠痛不適，透過頸部的按摩調理，可稍紓解不適症狀。

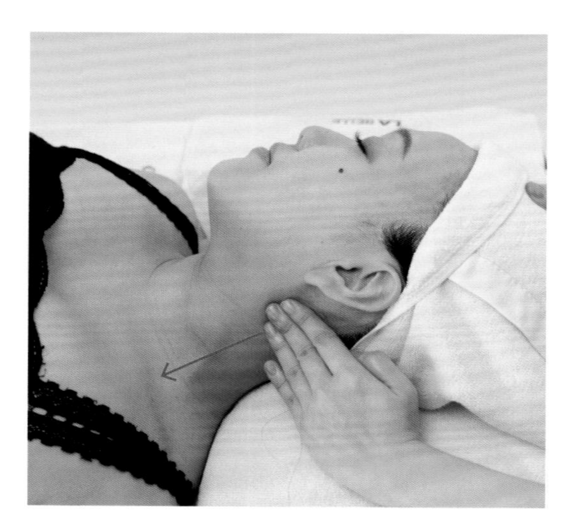

動作 1 頭轉側，將胸鎖乳突肌（圖中標示位置）拉到最長的狀態，四指併攏，用指腹按摩。

TIPS

- 胸鎖乳突肌塗按摩油，好潤滑移動。
- 按摩位置由上（下頷骨角尖）至下（鎖骨）按摩數次。
- 配合孕媽咪呼吸按壓，力道要慢、要平均。

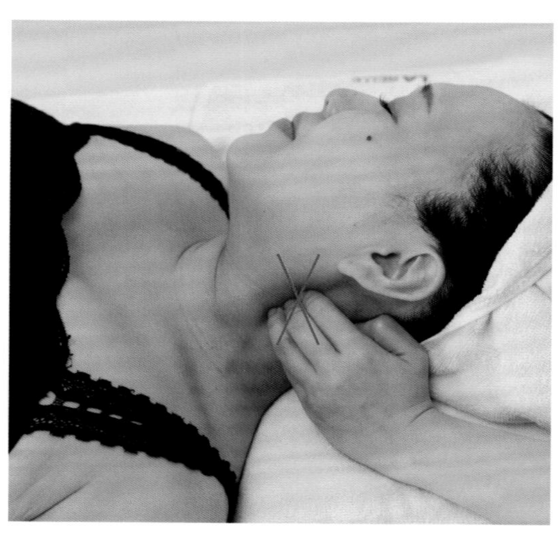

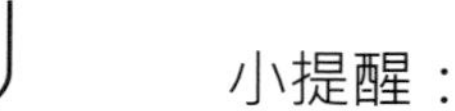

小提醒：

靠頸動脈別往內戳

因為該位置靠近頸動脈，勿用力將手指往內戳，否則容易引起孕媽咪不適或咳嗽。

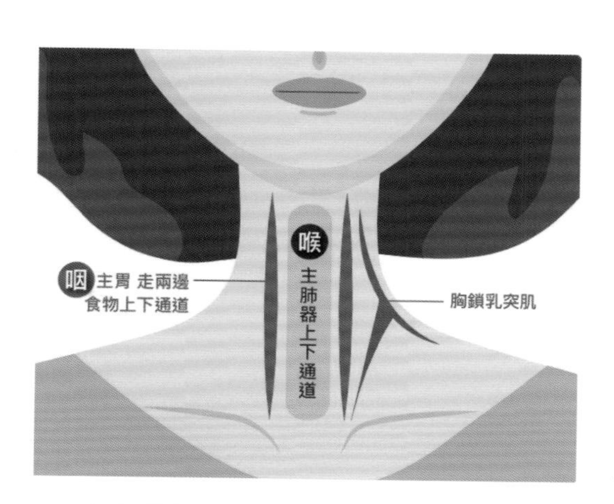

“小百科”

有兩塊位於頸部，能讓頭部往前傾或轉動的肌肉，稱作胸鎖乳突肌，又可叫做鎖乳突肌。

從胸骨延伸至頸兩側耳朵下面的一點，並連接到鎖骨與頭骨的顳骨，當兩塊肌肉同時收縮，頭會向前，單一收縮時，可讓頭部轉動。按摩這裡的肌肉可帶動頸動脈血液循環，有助改善頭痛、腦神經衰弱。

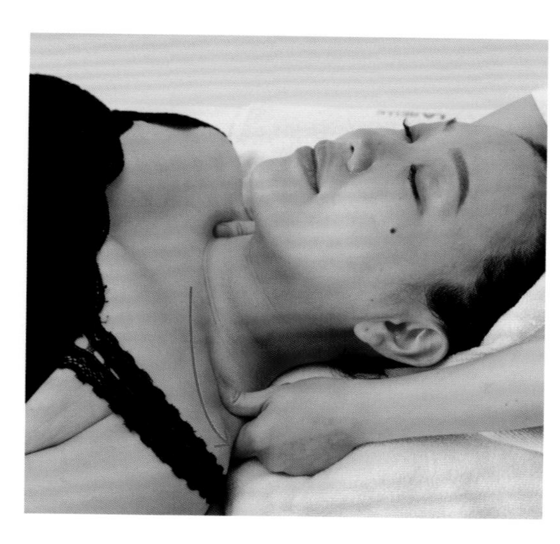

動作 2 於頸側和鎖骨交接處，依箭頭指示方向，定點下壓。可用拇指，亦可用食指、中指合併無名指的指腹按，之後再以同一姿勢環繞按到肩膀與床墊交接處結束。按摩這裡，感覺比較特別，所以力道一定要輕，速度一定慢，切勿忽快忽慢。

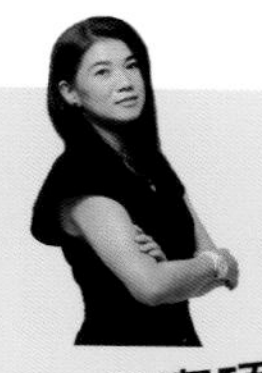

注意事項

聽過一些懷孕初期禁忌，如不能拍孕婦肩膀或碰頸肩位置，否則有流產風險。其實只要不重力拍打或敲，適度地輕撫按摩會有效緩解肩膀的沈重感的。

6 自己按摩後頸部，舒緩頭痛與頸肩不適

孕媽咪想自己舒緩沒睡好引起的頭疼不適症狀，不妨順著手勢從後頸部按摩，讓頸椎側邊僵硬的肌肉群得以放鬆。

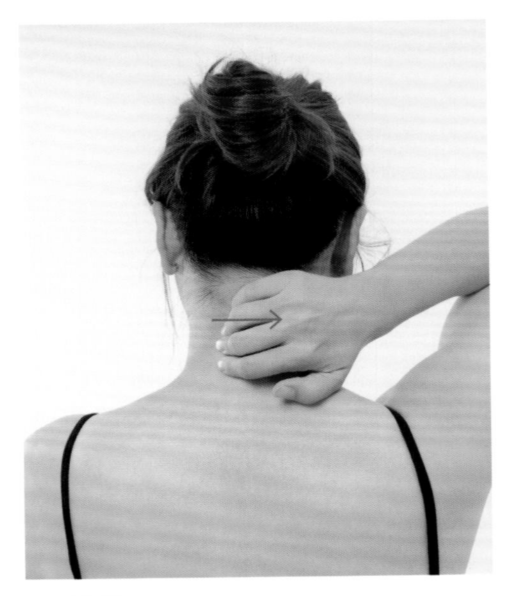

動作 1 右手放後頸，四指指腹扣住脖子，往頸椎方向按摩左頸椎側的肌肉束，按下去會有痠痠的感覺，按 5 下後，再換邊。

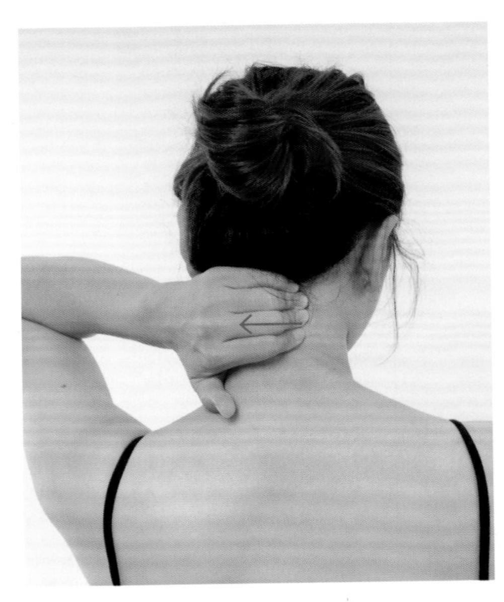

動作 2 換左手四指指腹，按摩右頸椎側邊的肌肉束，左右可來回交替。

小提醒：遠離頸動脈避免反效果

孕媽咪自己按壓的後頸部，是頸椎側邊的肌肉束，讓頸椎的肌肉放鬆，但要注意手指別放太前面按到頸動脈，否則反易引起頭痛。

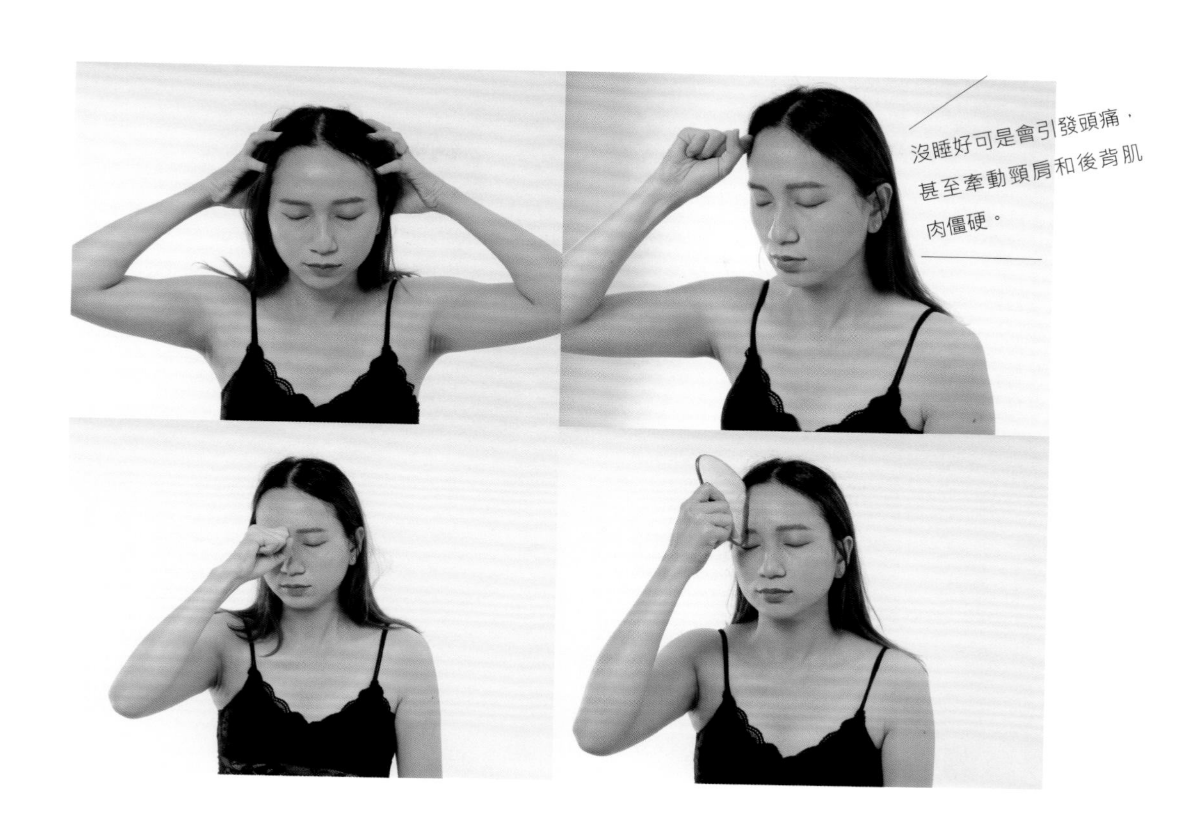

隨堂筆記

Concept 2

孕中期4到6月，微動養胎

孕中期的肚子會逐漸明顯，身體不適
症狀也跟著增多，從脖頸僵硬到腰痠
背疼，甚至下肢水腫明顯。

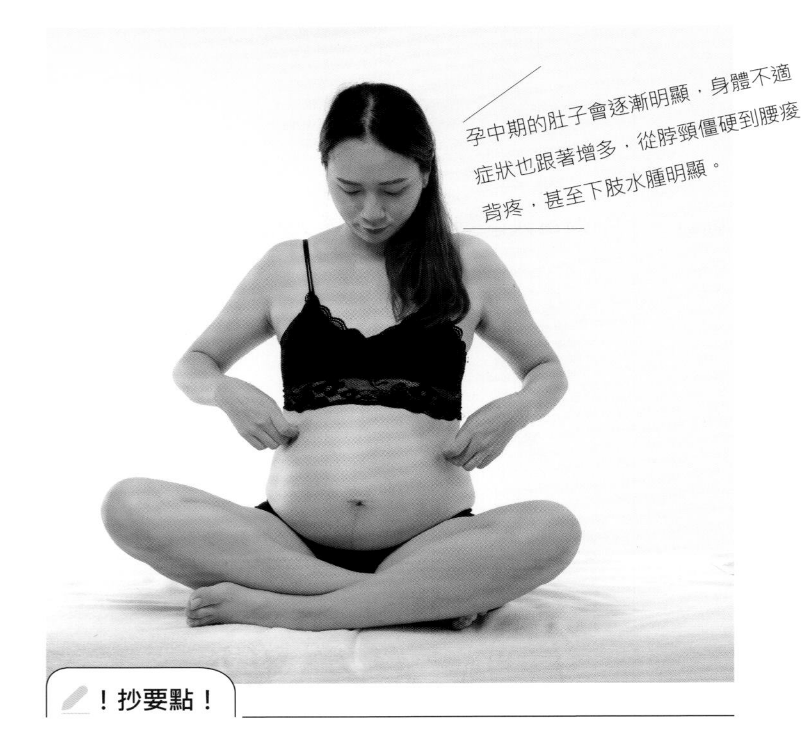

！抄要點！

√ 懷孕 4 至 6 個月（ 13 到 24 週）為孕中期，到 20 到 24 週左右，開始有胎動，隨週數增加，也會變得明顯和頻繁。較敏感的孕媽咪，會把腸胃蠕動誤當胎動，心情難免高低起伏。

√ 養胎概念：第四個月養三焦經、五月養脾經、六月養胃經。第四至五個月，仍需安靜養胎，第六個月可讓身體做些簡單伸展操或運動，微動養胎。

√ 常見症狀與緩解法：開始出現（1）乳房脹大變重，前胸後背變厚，脖頸痠疼、（2）胎兒漸大，引起肚皮緊繃或發癢、胃酸逆流、便祕、（3）胎兒活動變多，造成腰臀痠痛、（4）下腹變大，出現腳麻或腳不受力，無法站太久等，按摩脖子、肚子、臀側，及大腿前外側到小腿，可緩解不適。

胎動，最能讓孕媽咪感受到寶寶的存在更具體。度過前 3 個月的不穩定階段，進入孕中期又稱第二孕期（懷孕的第四到六個月， 13 至 24 週），開始會有胎動跡象，不過每人感受的時間點不大相同，有些人 20 週前，但大多數則在 24 週左右便感受到明顯且頻繁胎動。

以我來說，開始認真感受到懷孕，是產檢時聽到胎心音的那一刻，醫師放出來的是我心臟以外的「蹦蹦、蹦蹦」聲，當下真切感覺到一個生命在我的肚子裡茁壯發育著。母子這時候在身體和心靈彷彿合而為一了，各種言行舉止會優先想到胎兒，而後才是自己，這是我在當時精神上比較大的轉折。

胎動能帶給孕媽咪真實懷孕的喜悅感，卻也會讓孕媽咪容易緊張。有時肚子叫，以為是胎動，實則腸胃蠕動，就好像「狼來了」，敏感的孕媽咪發現不是胎動後，失落感特別深，常在興奮和失落之間擺盪。因此，這時期按摩的角色是幫孕媽咪保持心情愉悅、身心放鬆。

案例分享 1 窮緊張型，記錄胎動時間、次數，一有不對勁，馬上往醫院衝

另一位孕媽咪初為人母，她感受到胎動後，擔心、害怕和緊張感反而大過喜悅。這位孕媽咪期盼孩子已久，在懷孕時做了各種準備，看書、查資料、做紀錄，只要有一點點變化或與她的認知不同，就會趕緊去醫院請教醫師，絲毫不敢懈怠。

我記得她跟我說，她平常會記錄胎動的時間點、次數和間隔，她因此發現，胎動頻率通常在半夜或睡前最多。有一天晚上，她躺在床上數胎動共 7 下，心想：「不對，這已經超過之前胎動的次數了！」馬上拽起他先生衝往醫院掛號急診。當然啦！到醫院檢查之後，一切都沒問題。

聽完她的分享，我就開玩笑問她是不是工程師？為什麼連胎動次數都要畫數據圖？她認真地說，她認為要精準掌握寶寶的每一個動作，萬一有任何疏失影響到寶寶，她會很自責。

案例分享2 期待胎動卻落空，真來了，立馬開心數倍，情緒變化像坐雲霄飛車

有位孕媽咪曾說她在懷孕的第 20 週又一天，肚子突然咕嚕咕嚕叫，還出現類似氣泡破掉「啵、啵」的聲音，她以為是胎動，有些興奮。

可是經過幾次以後，她發現只是腸胃蠕動。她渴望感受到寶寶的胎動，期待卻落空，令她沮喪、失落；等週數到了，胎動真的來了，又從失落轉為開心，情緒變化起伏相當大。

可見，這時期的孕媽咪情緒是比較敏感的，對於胎兒的任何一個聲音或動作，都易被波動影響。

小提醒：飲食過量小心體重狂飆

要跟大家說明這段時期，胎兒在媽咪的肚子中，變化比較大也較快，所以孕媽咪留意自己的情緒起伏外，體重一不小心會增加太多，要注意飲食不要過量。切記此時體重增加都是在媽媽本身，不是在胎兒喔！

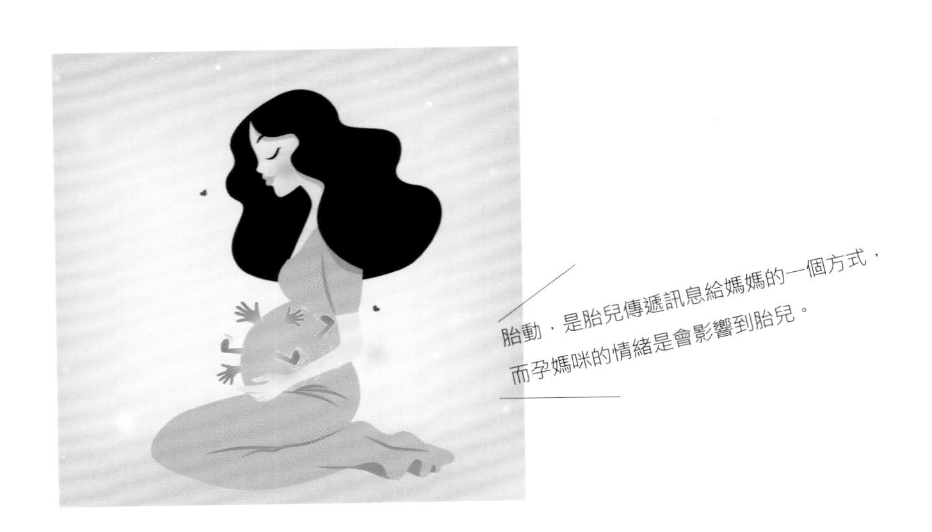

胎動，是胎兒傳遞訊息給媽媽的一個方式，而孕媽咪的情緒是會影響到胎兒。

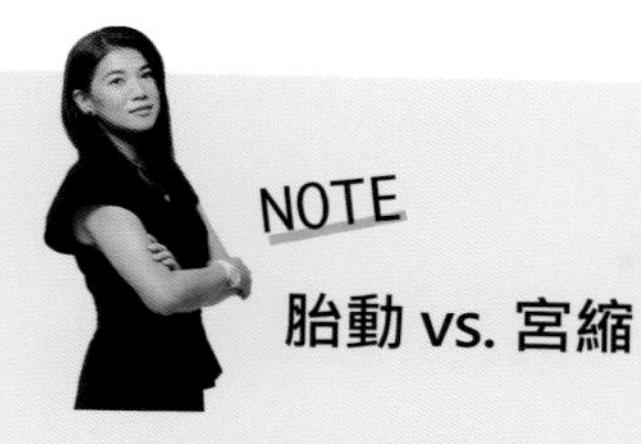

胎動 vs. 宮縮

☑ 母親情緒會影響給胎兒

當胎兒在媽咪的肚中，四肢往兩側或上下伸展，便會產生胎動，而胎動平均出現在懷孕第 20 至 28 週，這段期間頻率較多力道較小，主要是胎兒還很小，有羊水可以緩和，有人形容，胎兒就像是隔著棉花在敲肚子。

媽媽的情緒會直接影響到胎兒。當孕媽咪心情好、身體舒服，有的胎兒也會跟著心情好，有時會發出類似小魚吐泡泡的「啵啵」聲。

☑ 胎兒透過胎動傳遞訊息

有些胎兒屬於好動型，也有較安靜的，透過胎動讓媽咪知道他們的感覺，所以，孕媽咪的第一個功課，就是瞭解胎兒想傳達什麼樣的訊息，或是當下的心情如何。我遇過一位孕媽咪，她是諮商心理師，她說透過胎動，發現她的寶寶不喜歡被束縛。只要她一繫上汽車安全帶，胎兒就會開始往肚皮頂，肚子呈尖尖硬硬的狀態；直到她鬆開安全帶後，胎兒的動作就放鬆了。

☑ 不同平常宮縮現象時要盡快就醫

懷孕期間最舒服的狀態是腹部軟軟的，如果出現腹部硬硬的、緊繃的感覺，或者子宮很疼痛的收縮，就是子宮收縮（宮縮）。當胎兒逐漸長大，子宮離開骨盆腔，牽動周邊韌帶，孕媽咪會有拉扯感；宮縮發生時，與子宮撐大，產生回彈力有關，也可能是胎兒啟動宮縮，為了保護自己不受劇烈的晃動。

正常的生理性宮縮，出現頻率不規則，只是暫時性的，孕媽咪可以先休息，讓身體緩和。然而，強烈的宮縮可能造成胎盤早期剝離、大量出血，如果宮縮一直沒有緩和下來，次數頻繁又引起極度疼痛，建議應盡快就醫。

Point 1

妊娠四月三焦經主養，常保愉悅讓氣血暢通

孕初期，孕媽咪不過分勞動身體，睡得好，心情就不會陰晴不定，等到第4個月，胎兒的五臟六腑大工程逐漸完成，則由手少陽三焦經養護胎兒。

三焦經影響內分泌和氣血順暢

三焦經位置除了在無名指外側指尖上，會沿著手背向上，在肩膀時分成兩條支脈，一條穿過胸部到達下焦（腎、大小腸、膀胱、生殖系統），另一條向上竄到脖頸，繞過耳朵，到達眼眉外側。它是人體重要的經絡，影響氣、血與內分泌系統的協調，三焦經好比蜜蜂授粉結果，更負責串聯人體的五臟六腑。

充足休息，身體跟著放鬆養氣血

三焦經可讓獨立運作的五臟六腑連動，寶寶進而發育完善，相對三焦經沒常保持通暢，孕媽咪氣、血則不順，情緒易受影響。所以這時要讓孕媽咪充足休息，身體就會舒服，心情也自然輕鬆。

小提醒：按摩脖頸通氣血

孕期胸部與肚子脹大，腹部往上頂，前胸後背變得很厚僵硬，脖子看起來肥短粗，時常覺得肩頸緊繃僵硬。可按摩脖頸舒緩，對於肩胛抽筋也適用。

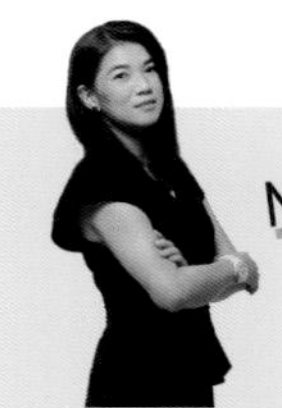

NOTE

孕中期出現孕肚，妊娠紋也悄然而至

通常懷孕第三個月小腹微隆起，第四個月時看起來「顯懷」，也就是「有孕肚」。當肚子逐漸變大，妊娠紋悄然而至。妊娠紋的產生是皮膚滋潤度不夠而造成彈力纖維斷裂，按摩時會以滋潤霜或精油做為媒介，按摩肌肉才不會有阻力，除了讓孕媽咪比較舒服，也連帶保養到皮膚，日後紋路就不會那麼明顯，還能預防紋路產生。

Point 2

妊娠五月 脾經主養，按摩腹部有助消化

所謂的逐月養胎按摩，是隨著月份一路增加養護的經絡，每個月增加一條，像是懷孕 3 月加入心包經，4 月時再加入三焦經，逐月增加按摩部位。

而孕期第五個月為足太陰脾經所養，大家應該有聽過「脾主運化」吧？脾經具有轉運、輸送氣、血和津液（水）的功能，並與消化系統的保健有關。

脾經主導消化保健，關係胎兒營養吸收

脾經位於人體的正面，從腳的大拇趾內側，沿著足部內側，往上到腹部、橫膈膜和胸側，再沿著脖子向上到舌底。這時期仍要多補充睡眠，以養血氣，讓體力充足，當媽咪血氣充足，胎兒吸收營養也會比較快。

羊水增加，胎兒胎動漸趨明顯

而自孕期第 20 週起，會開始有顯著的胎動，羊水也在增加，胎兒在媽咪的肚子裡不只擺動四肢，有些小淘氣還會翻筋斗、轉圈圈。有時候去照超音波，胎兒呈蓮花坐姿，有時則遮住私密處，各種逗趣的動作都出來了。可透過按摩接觸來和胎兒進行互動。

小提醒：

按摩肚子增加胎兒互動

這時期按摩的部位著重在肚子，能緩解胃酸逆流、胃脹氣或便祕，此外胎兒對肚皮外的聲音也更有反應，因此會加入許多與胎兒互動的按摩手法，與胎兒溝通傳遞訊息。

Point 3

妊娠六月胃經主養，動一動讓身體微勞

依照曲黎敏教授在《黃帝內經　胎育智慧》所說：「氣血從胃來，血足能濡潤筋骨。」妊娠六月，足陽明胃經養胎。

保養胃經，緩解消化、咽喉等不適

胃經從鼻翼兩側開始，進到上齒槽，向下交會於唇溝，沿著下頷角往上，再沿著髮際到額顱中間，它的支脈會從脖子向下進入軀幹、胃及大腿，在大腿前外側再往下直到腳。

保養胃經，能緩解消化系統、咽喉、胸或膝蓋疼痛等，我們希望孕媽咪這時候別於初期的安靜養胎，可以稍微活動一下身體，因為微動有助於養護胃經。

身體動一動，有助胎兒筋骨發展

一來胃經屬於陽經，需要微動來活絡，二則胎兒四肢百骸正發育成長，胎動逐漸變明顯且頻率增加，媽媽若長久靜止不動，反容易胃酸逆流，因此身體開始要活動起來，能坐就不要躺、能走就不要坐。

不用到大汗淋漓程度，至少讓身體微微出汗即可，至於爬樓梯這類較劇烈的運動，可能提高宮縮和增加早產風險，就不大建議在此時期進行。

小提醒：適度維持肌耐力有助生產

我常給客戶一個觀念：「不能把懷孕當成不運動的藉口。」適量運動還是必須的，走路散步、孕婦瑜伽都可以；如果自己沒把握，還是要尋求專業指導，例如，有婦產科醫師帶著孕媽咪練重訓，也有些團體會帶領孕媽咪超慢跑，類似用走路的速度慢跑。孕程中有訓練和維持肌耐力，後續生產也會比較順利。

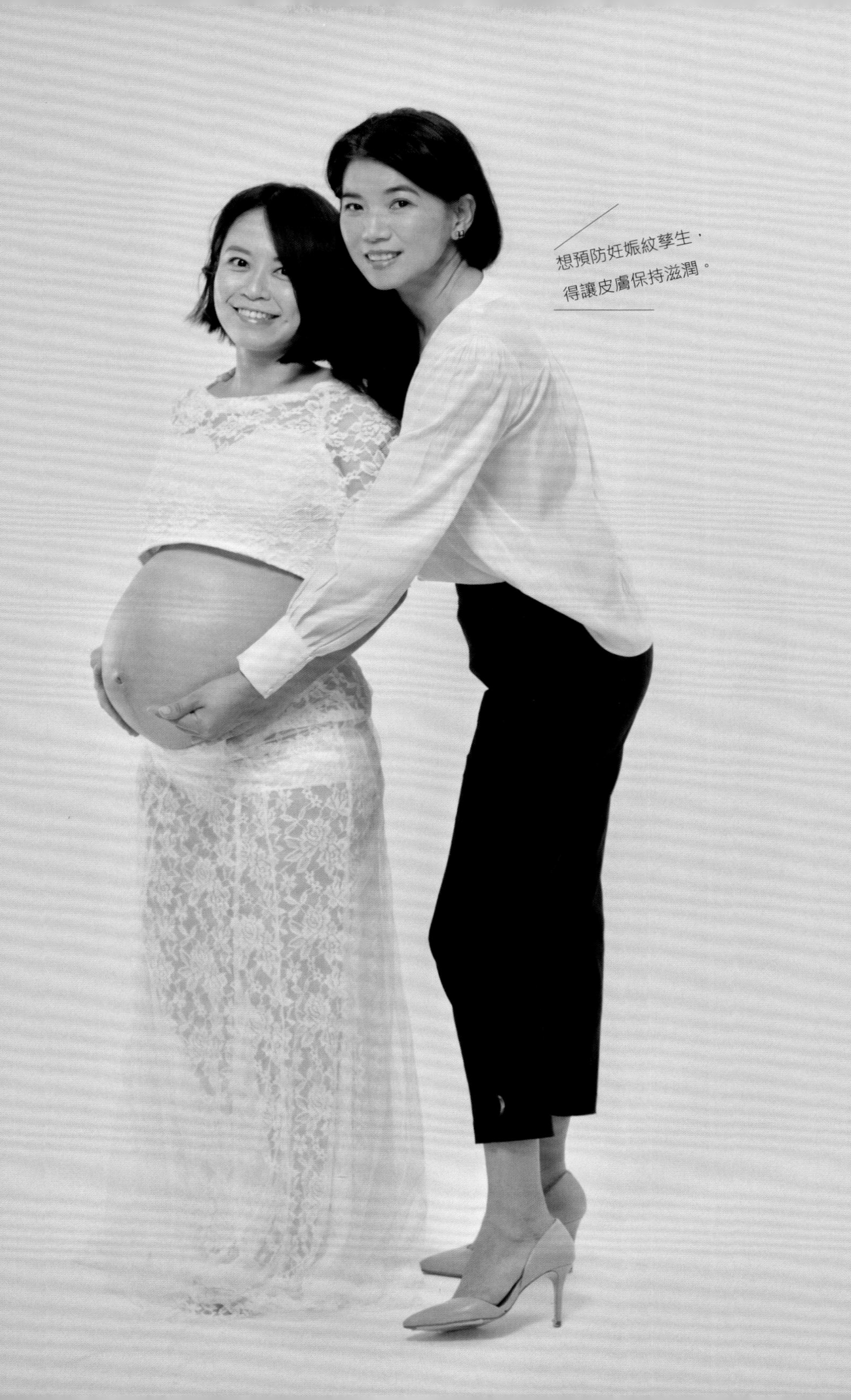

想預防妊娠紋孳生，
得讓皮膚保持滋潤。

Point 4

頸側、肚、臀、腿部位按摩 配合伸展緩解頸肩腿背不適症

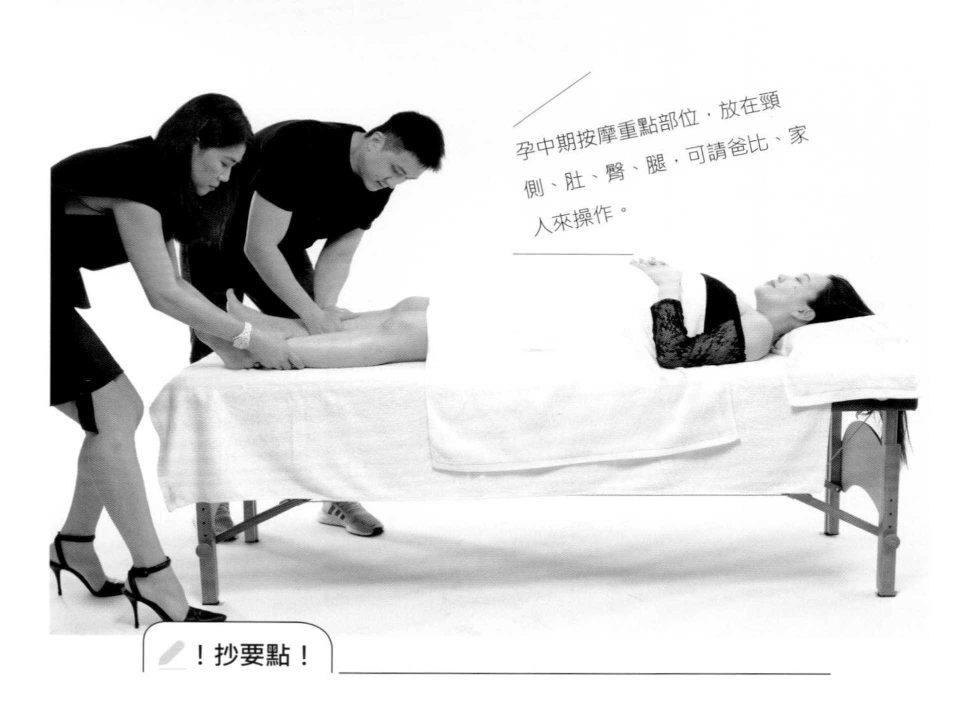

！抄要點！

√ 孕中期身體的不舒服會增加，原有不適症更明顯，可做伸展運動來舒緩，兼強化肌耐力助生產。

√ 逐月養胎，以三焦經、脾經和胃經為主。

√ 按摩著重在脖子、肚子、臀側、大腿前外側到小腿。

√ 除了按摩每月對應的經絡，建議可搭配互為表裡的經絡，例如，脾經與胃經互為表裡，達到相輔相成的效果。

1 背部伸展緩和胸部脹大引起的痠痛

隨肚子逐漸變大，胸部也跟著脹大，把胸部想成沙袋，孕媽咪每天都背著兩個沉重的沙袋，肩膀和肩胛骨一定很不舒服，更容易產生後背斜方肌抽筋。這個動作可以幫孕媽咪舒緩因胸部脹大的負重感和疼痛，在家時建議睡前做，伸展後身體變輕鬆了，比較好入睡。

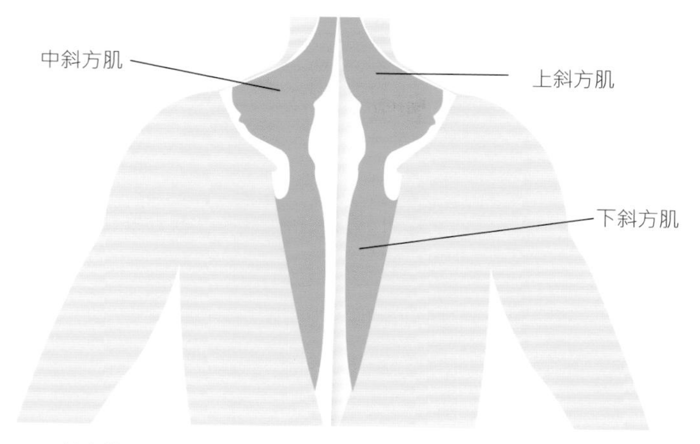

↑ 斜方肌影響肩胛骨不適狀況，不少孕媽咪會不穿內衣，讓胸部直接垂下來，只為了舒緩痠痛。

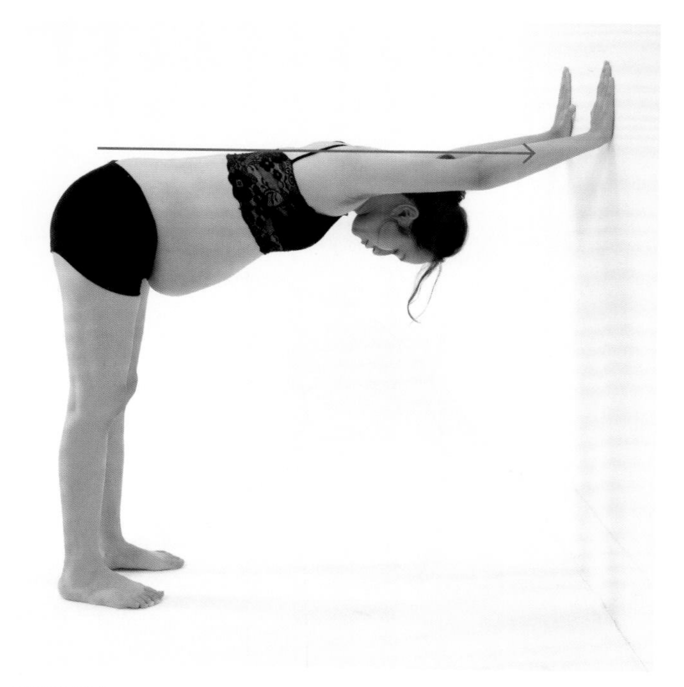

動作 1 雙手打直頂著牆壁，身體前傾，盡量將背部拉平。

動作 2 一次數 8 拍，可做 2 到 3 回合，再慢慢挺起上半身，稍作休息。

TIPS

- 一般人在做此動作時，手和背部盡量打直，呈一水平線。
- 孕媽咪因孕肚關係，如果背部無法和手臂完全打直，則不需太勉強，盡力即可。
- 戶外也可進行，像是在公園可抓著較低矮的單槓或不會滑動的支撐物。

2 舒展骨盆與胸腔，緩解孕肚造成的胸悶

隨著懷孕週數增加，胸部和肚子變大，往上對胃、往下對膀胱形成雙重壓迫，孕媽咪為了調整姿勢，容易出現喘不過氣、呼吸急促短淺或胸悶。舒展骨盆腔和胸腔，可以讓呼吸更順暢。

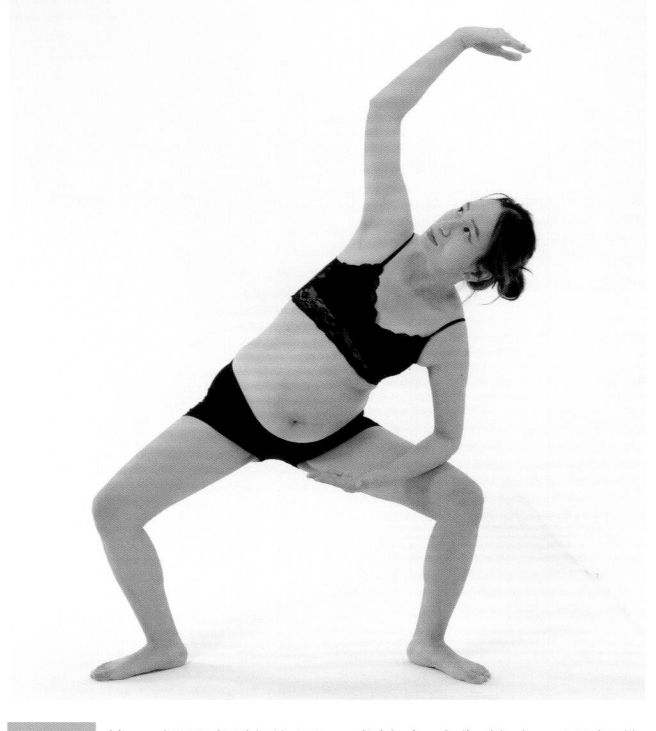

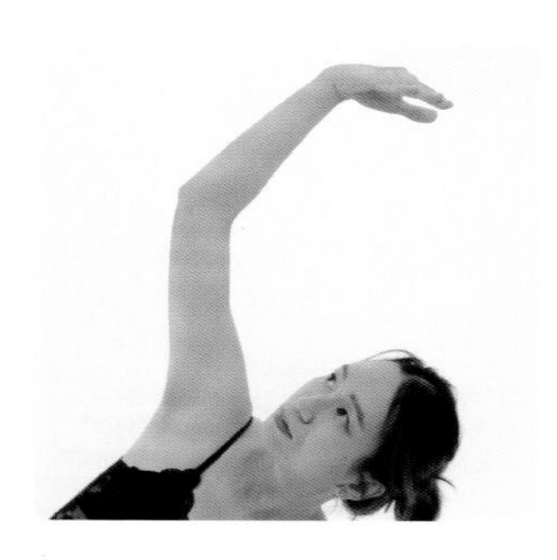

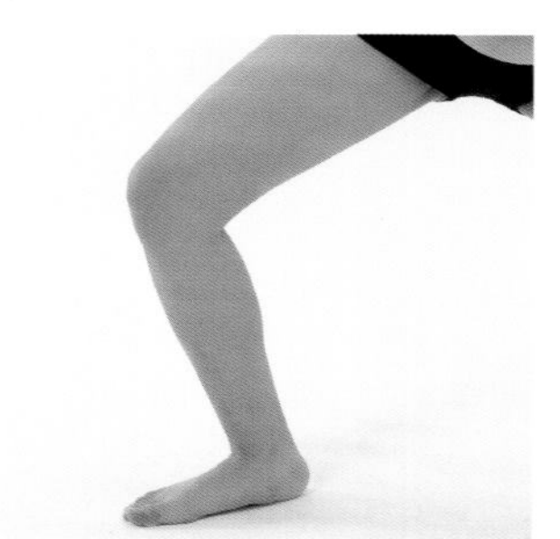

動作 1 找一個平坦的位置，或站在瑜伽墊上，臀部往下像要坐下，膝蓋微彎，呈半蹲姿勢。

動作 2 雙腳打開如螃蟹腳，手臂拱成弧形伸展，每次數 8 拍，做 2 至 3 回合，做完後再換另一側。

小提醒：在安全環境下進行

因孕媽咪肚子漸大，行動較不利索，為避免危險，須確保周邊無尖銳物、於平坦地進行，否則容易造成步伐不穩，踉蹌跌倒。

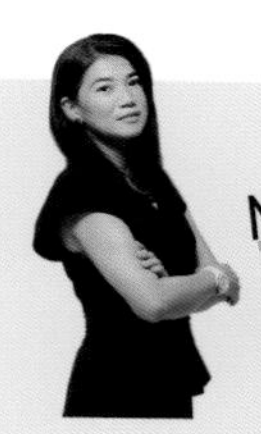

NOTE

睡前伸展解疲勞

孕媽咪累積了一天的疲勞，這時候身體的氣血是阻塞的；乳腺裡充滿乳汁而有重量，肩膀、肩胛一直負重，所以抽筋、肌肉痠痛都屬正常現象。建議可在睡前伸展上述兩個動作，有助提升睡眠品質，以及緩解疲勞和痠痛。

☑ 半蹲練骨盆腔張力

上述介紹的第二個動作，半蹲姿勢可強化大腿內側的力量，讓腿部的支撐力增加。因為當胎兒變大，子宮擴張，孕媽咪的骨盆底肌承受了不少壓力，有些孕媽咪會骨盆痛。多練習，可增加髖關節的彈性，緩和不適感。

☑ 蹲馬步漸進式練

對許多孕媽咪來說，可能難做到介紹的伸展動作，無妨。建議可先練習蹲馬步，再循序漸進。方法如下：

- 臀部往下像要坐下，膝蓋彎曲，呈半蹲姿勢
- 雙腳打開如螃蟹腳，雙手放在膝蓋上支撐
- 每次數8拍，可做3回合。

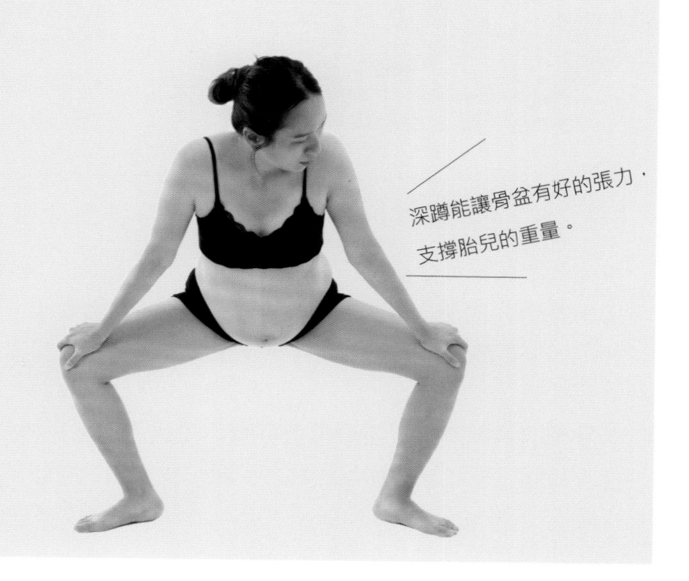

深蹲能讓骨盆有好的張力，支撐胎兒的重量。

3
腹部按摩緩解胃酸逆流與便祕，還可與胎兒互動

同孕初期篇教導的腹部按摩手法，幫因懷孕期間腸胃蠕動變慢導致便秘的孕媽咪緩解不適，這裡我另外加入與胎兒互動技巧，邊幫媽媽緩和肚皮緊繃或發癢、腹脹、胃酸逆流等症狀，同時提升與胎兒的親子關係，還能增加胎兒的安全感。

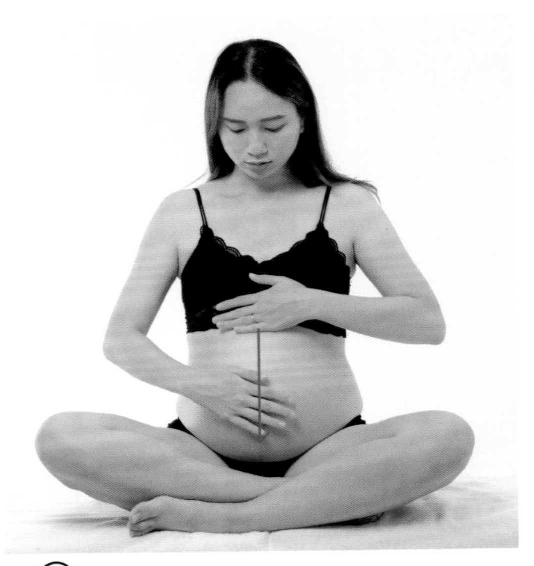

動作 1 按摩前，雙手搓熱、塗上精油，將手掌心放在肚臍上，向胎兒打聲招呼：「寶貝，媽咪（爸比）要幫你按摩囉！」接著開始進入按摩的步驟。

TIPS

- 雙手手指合併，從上腹部胃的地方，往下到肚臍交替按摩，重複 5 到 8 次。
- 按的時候通過肚臍，雙手要服貼，按摩才會到位。

小提醒：胃酸逆流嚴重要躺著按

孕中期胎兒成長速度加快，肚皮膨脹，會有緊繃、痠痠感，連帶腸胃受影響，我還曾經半夜腹脹、胃酸逆流，只好全程半臥坐著睡，現在想起來簡直是一場噩夢。如果胃酸逆流嚴重的媽咪，建議躺著按，讓身體保持在最輕鬆的狀態。

若孕媽咪容易腹脹，按摩後會打嗝，這是消脹氣最快的方法；有些人按了則會放屁，每個孕媽咪腹部脹氣的地方不同，按摩後，身體排氣的方法也會不一樣。

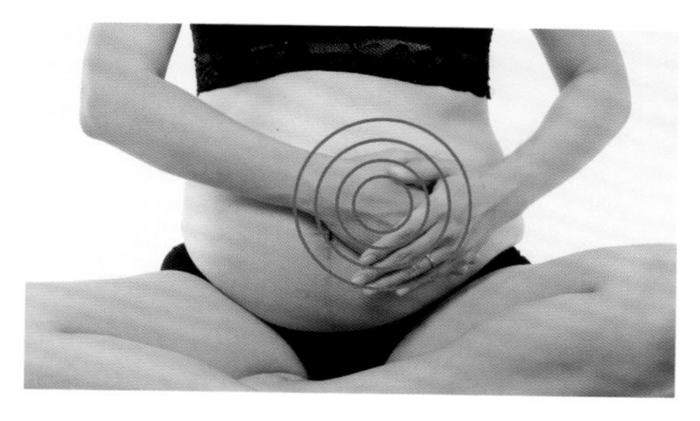

動作 2 雙手重疊放在肚臍周圍，順時鐘輕輕畫圈。

TIPS

- 按的時候手心放在肚臍上。
- 想像手心是我們的傳話筒，正透過它與腹中胎兒對話。

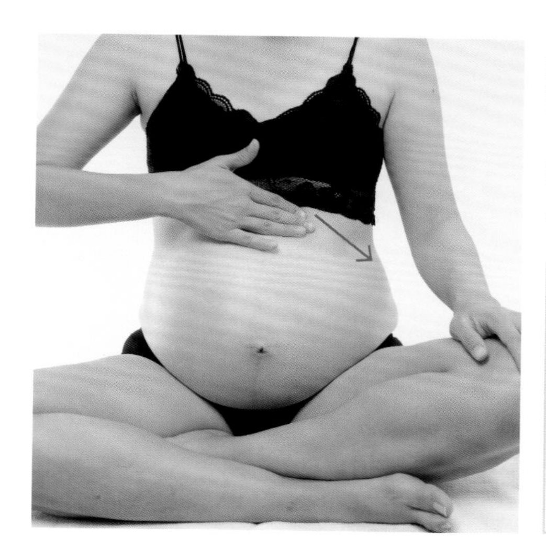

動作 3 右手四指併攏，橫著左右搓動左胸下圍的輪廓（相當於穿著內衣時，最下方胸線的位置）；再換左手反向重複上述動作。此動作可以幫助消胃脹氣。

小提醒：脫掉胸罩按摩較佳

這套動作要請孕媽咪躺著、脫掉胸罩按，但得讓書維持在「普級」和更好的呈現效果，拍攝時請孕媽咪穿著小可愛並坐著示範。

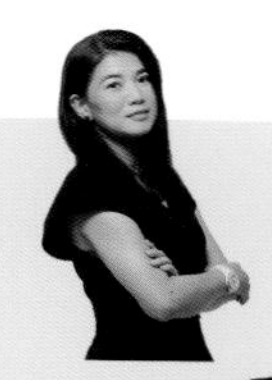

注意事項

為什麼按摩前要先跟胎兒打招呼呢？就像我要與另一個人互動，但一聲不響就拍他一下，可能就會嚇到對方。這時候的胎兒已經有聽覺了，可以無誤差地接受父母的訊息，例如：「寶貝，我準備幫你按摩了。」「你今天過得好不好啊？」

我試過多次，通常打完招呼，胎兒會準備好讓孕媽咪或操作者按摩，甚至活潑一點的還會用胎動回應。所以，過程中，和胎兒對話更是不可少的重要環節。

4 脖頸咽喉按摩，舒緩頸肩痠疼

為什麼懷孕時脖子看起來變短又變粗，常常覺得肩頸痠痛緊繃，那是因為孕肚上頂、胸部脹大，為支撐前胸，導致後背肌肉變厚。延續孕初期篇教導的按摩法，加入脖頸正面的咽喉按摩，緩解肩頸不舒服、抽筋現象。

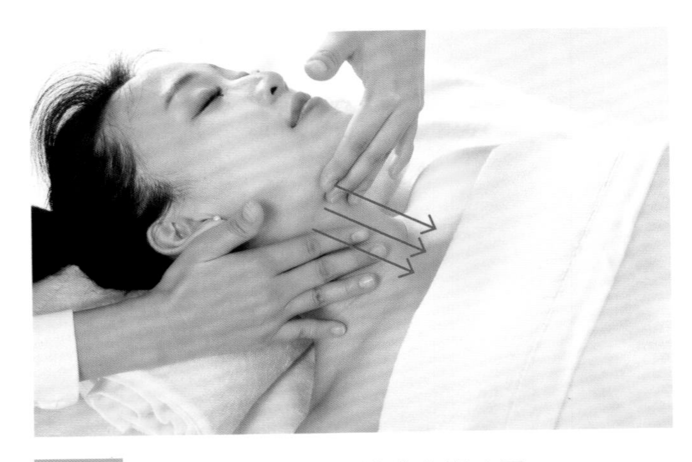

動作 1 將頭稍微轉側，胸鎖乳突肌（圖中標示位置）拉到最長，塗上滋潤霜或精油。按摩操作者四指併攏，用指腹按摩。

TIPS

- 配合孕媽咪的呼吸，力道平均。
- 操作的力道要輕柔、緩慢。
- 單一方向由上（下頷角骨）至下（鎖骨）按摩 3 到 5 次。
- 孕媽咪可以躺著請別人幫忙按，也可以坐著自己按。

小提醒：在脖頸勿懸空

躺著時，孕媽咪的頭和脖頸都要靠在枕頭上，千萬別讓脖頸懸空。懸空反容易讓被按摩者脖頸受傷。這套按摩能讓脖子頸闊肌的壓力獲得釋放，就連吞嚥口水也覺得輕鬆。

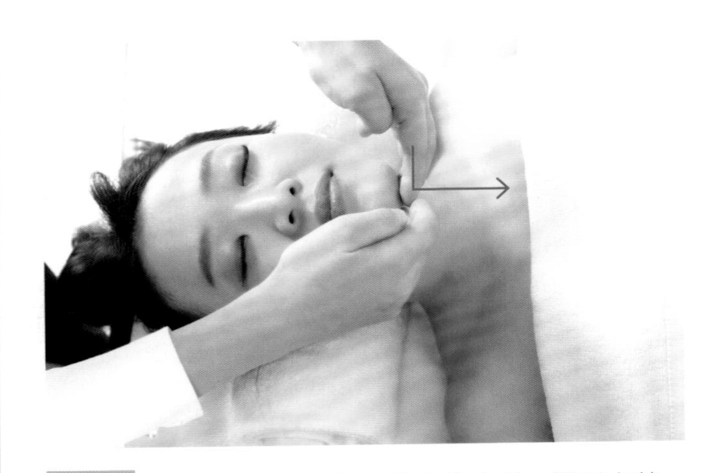

動作 2 眼睛可看著天花板，將頭往上仰。雙手交替，從正面咽喉的位置往下按到鎖骨的前端，輕輕服貼著按 3 到 5 次。

5 按摩骨盆周邊肌肉群，緩和腰臀痠麻感

隨著胎兒逐漸發育，羊水變充足，孕媽咪的肚子負重增加，除了腰部需承載胎兒的重量而腰痠，連帶使臀部和大腿內側痠麻。這套動作可從孕中期一路做到快生產；不僅按到骨盆周邊的肌肉群，更能舒緩腰臀肌肉與大腿外側的壓力。也推薦給久坐上班族，消除下半身水腫。

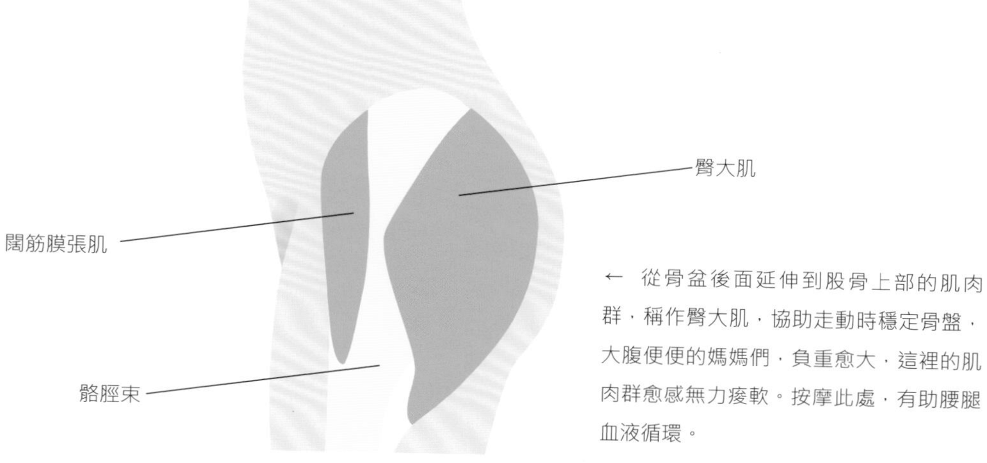

← 從骨盆後面延伸到股骨上部的肌肉群，稱作臀大肌，協助走動時穩定骨盤，大腹便便的媽媽們，負重愈大，這裡的肌肉群愈感無力痠軟。按摩此處，有助腰腿血液循環。

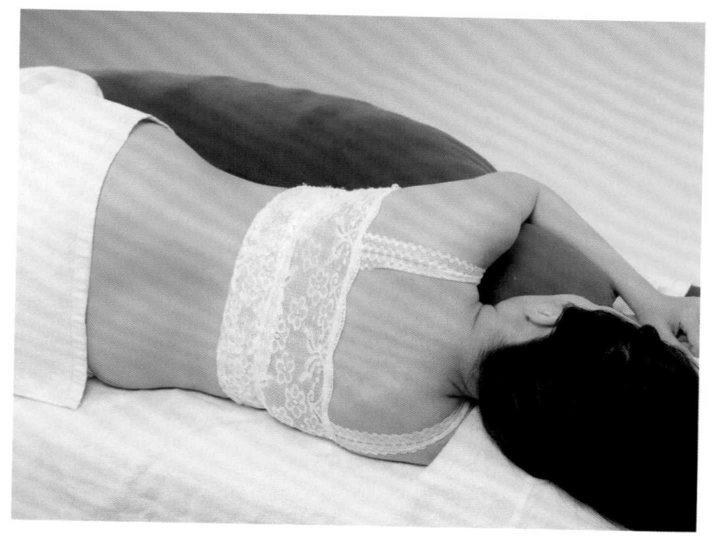

動作 1 這套動作需他人協助，請孕媽咪側躺，因肚子隆起，可以抱月亮枕或 U 型枕，好分散全身的重量。

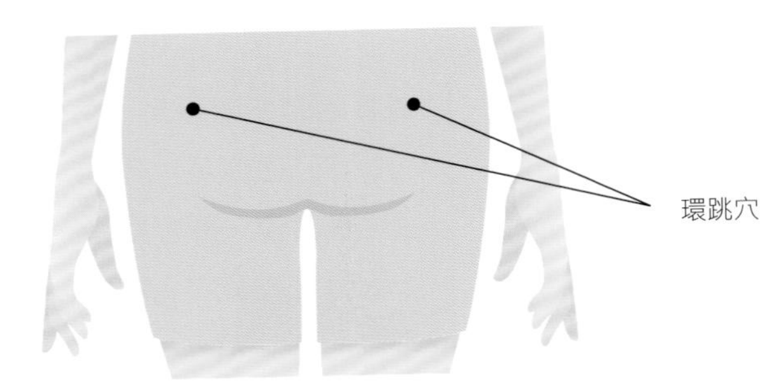

“ 小百科 ”

環跳穴，足少陽、太陽二脈之會，位於臀部兩側，當雙腳併攏，臀部緊繃時，屁股兩側凹陷處，是改善腰腿疾病的重要穴位，因為剛好位在坐骨神經上方，加以適當的按摩，可刺激周邊氣血循環，減緩臀痠、腰痠等現象。

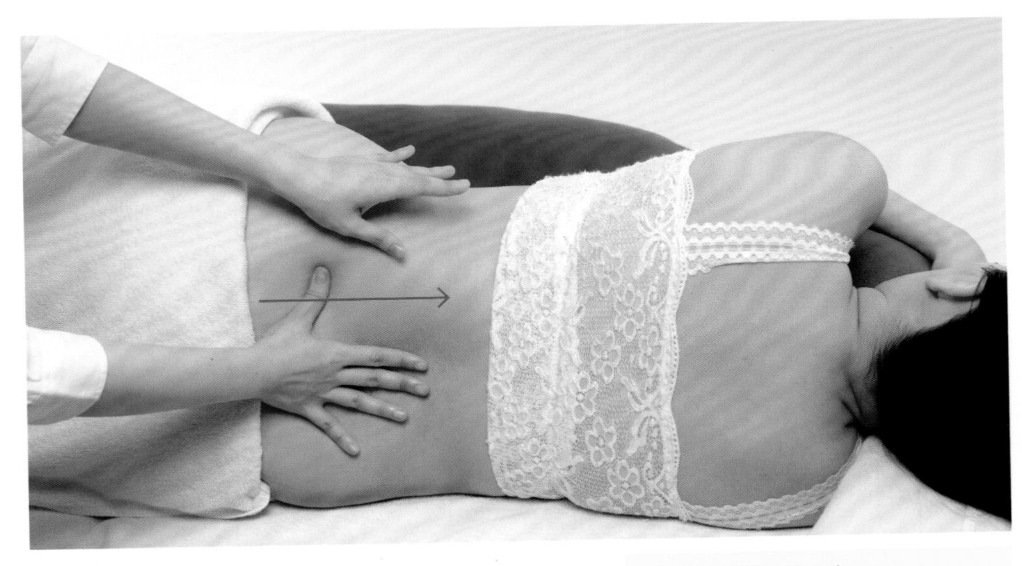

動作 2 操作者塗抹精油後，站在孕媽咪的臀側，以尾椎骨為起始點，往腰椎的方向往上按摩。

TIPS

- 按摩次數約 5 至 8 次。
- 可以用大拇指、拳頭或手掌推。
- 以孕媽咪能接受的力道為主，但不可以用蠻力。

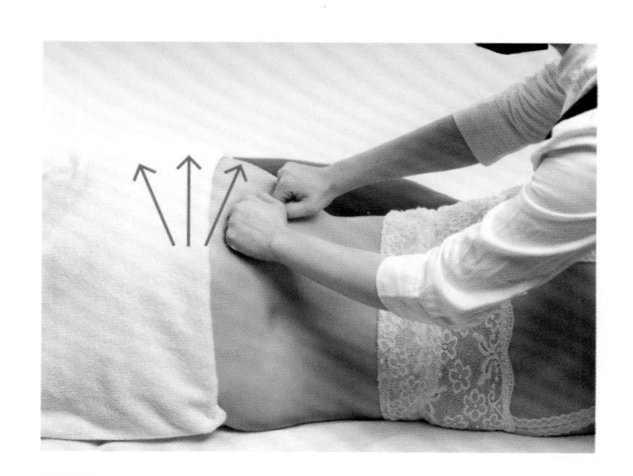

動作 3 操作者換站到孕媽咪肩膀的方向，從臀大肌中心點環跳穴往臀側肌肉推。由內按摩 3 次，舒緩腰部的壓力。

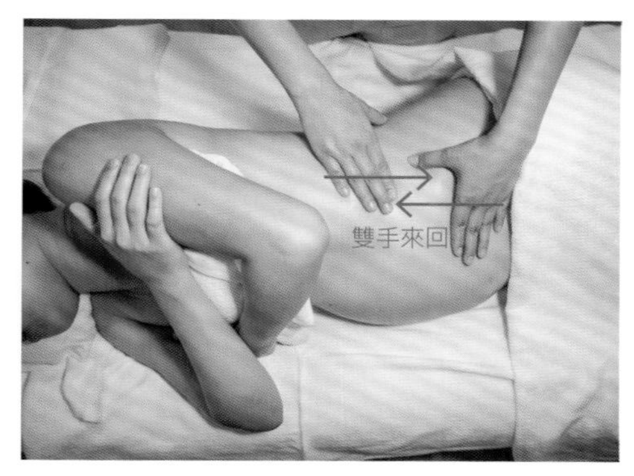

動作 4 站到孕媽咪腰部的後方，以掌壓撫順腰的弧度，往大腿的方向，雙手交替按摩 5 到 8 次。

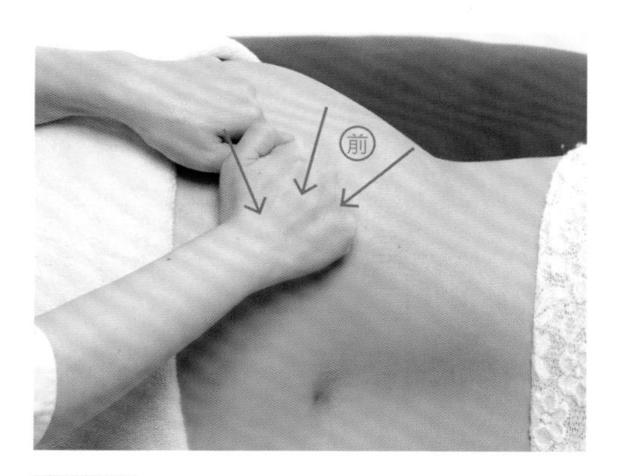

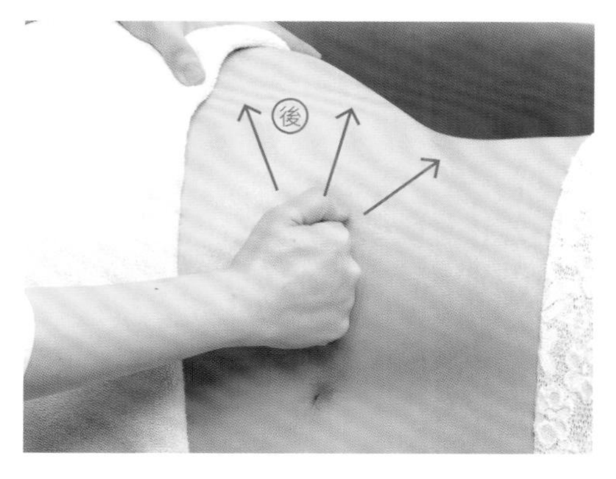

動作 5 按摩臀大肌，先從臀側往臀大肌中心，由外往內按摩 3 次；再以反方向，從臀大肌中心往臀側，由內往外按摩 3 次作結。以上 5 個步驟都做完，換邊按摩。

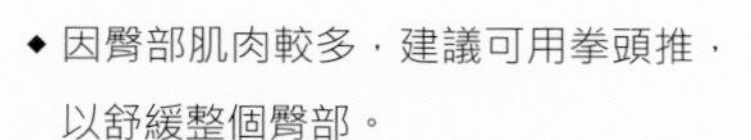

TIPS

- 因臀部肌肉較多，建議可用拳頭推，以舒緩整個臀部。
- 整套步驟完成後，再換側重複動作，移動中避免壓到孕媽咪的肚子

小提醒：

翻來覆去太頻繁會有反效果

同一側的按摩，建議一起完成後再換另一側，避免孕媽咪翻來翻去，造成孕媽咪與胎兒產生不適。愈到後期，行動益加不便，更要小心。

6
離心按摩腿部踝關節，緩和下肢水腫痠麻

孕媽咪腿部要承受愈來愈大的子宮壓迫，小腿也為了要支撐身體，造成下肢靜脈循環不順，腿部痠麻。由單一方向往下，離心按摩腿前和腿側，可以舒緩膝蓋和小腿壓力。

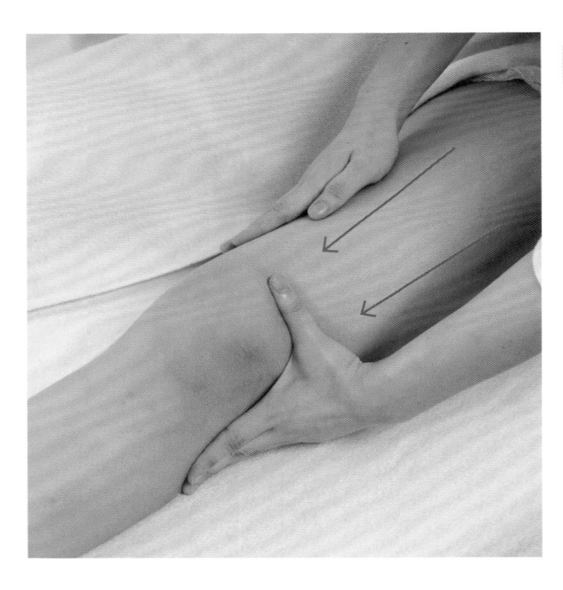

動作 1 正躺，操作者用手掌或拳頭，由腿正上方往膝蓋方向按摩 5 到 8 次。

TIPS

- 大腿的正上方其實還滿受力，但任何一個按摩力道要與孕媽咪呼吸配合。
- 大腿內側較敏感，勿按壓過猛，更切勿單點下壓。
- 起始位置，以膝蓋內緣往上按摩。不用從腿根開始。

小提醒：生薑、乳香類精油助氣血循環

下肢是許多孕媽咪水腫、痠麻最嚴重的地方。有子宮肌瘤或先前髖部出過車禍的人，腿側痠痛和發麻會特別明顯。水腫時，腳心摸起來冰冰的，可用帶有木質清香的乳香搭配溫暖、些許微辣感的生薑精油，按摩腿腳，幫助氣血循環更順暢。

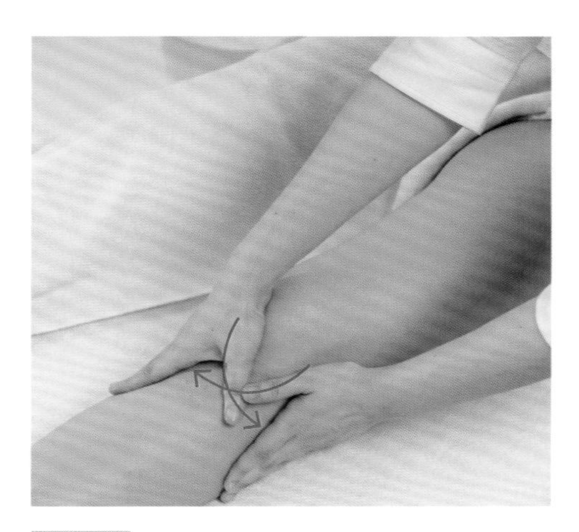

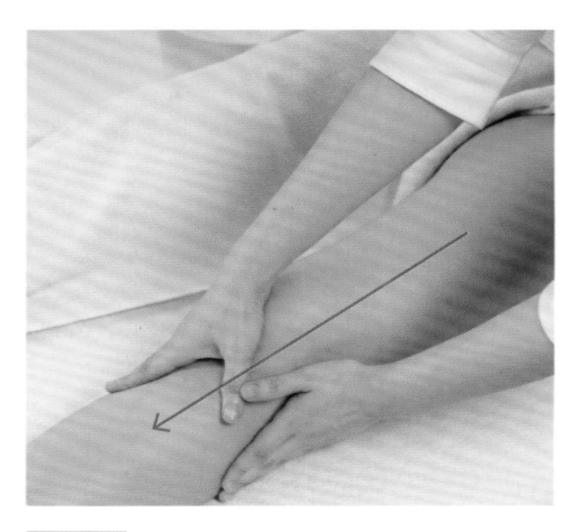

動作 2 按壓到膝蓋位置，如圖中箭頭示意，用雙手大拇指順著膝蓋髕骨交替畫圈 5 到 8 次，可讓氣血循環順暢。

動作 3 雙手大拇指交疊，其他四指輕扣住小腿，從膝蓋往下按摩 5 到 8 次，促進下肢靜脈血液循環。

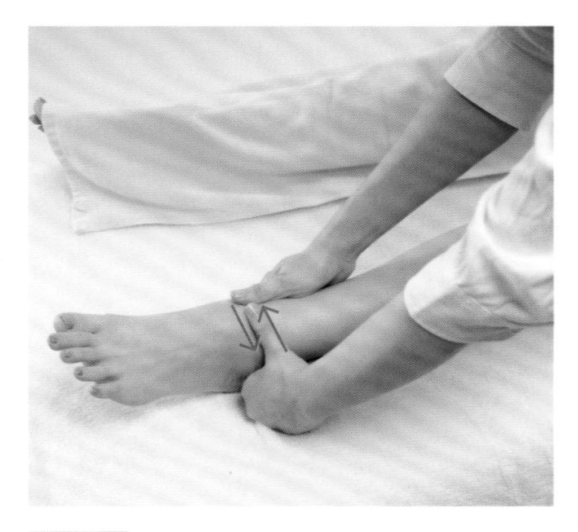

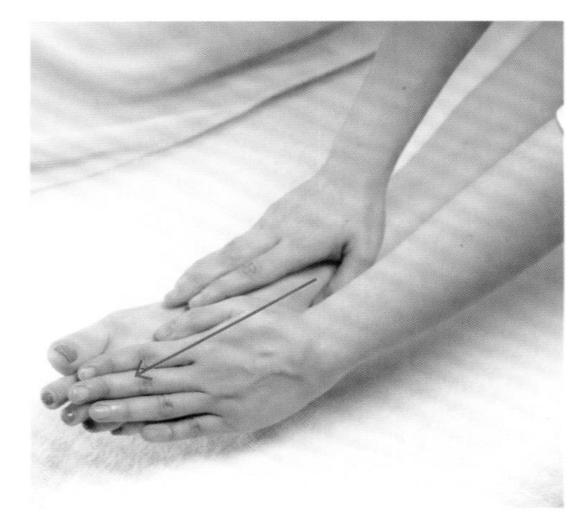

動作 4 在踝關節十字韌帶處，以雙手拇指左右來回按摩，有助消小腿水腫及緩和腰痠。

動作 5 最後，以雙手手掌或掌刀往下推到腳趾，將整個下肢的水氣以離心方向代謝出去。

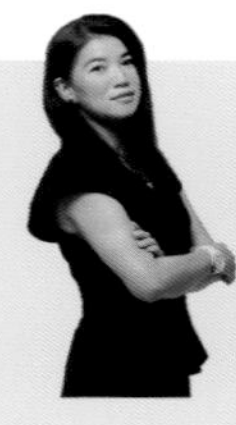

NOTE

孕期按摩協助疏通 vs. 經期症候群緩解法

一般人提到按摩，基本概念是上補下瀉，往心臟補氣，離心洩氣。對孕婦來說，會覺得不舒服，原因在於氣受阻，進而有水腫現象，像是手指會腫到戒指無法戴，雙腳浮腫到難穿得下鞋子，因此按摩的作用是要協助順氣，把氣結給疏通開來，相對它的方向會順著往外走。

也就是用於手部的按摩，手勢會往手指頭走，腳部按摩便往腳趾頭方向推，將氣疏導開來，舒緩孕媽咪不適症狀。

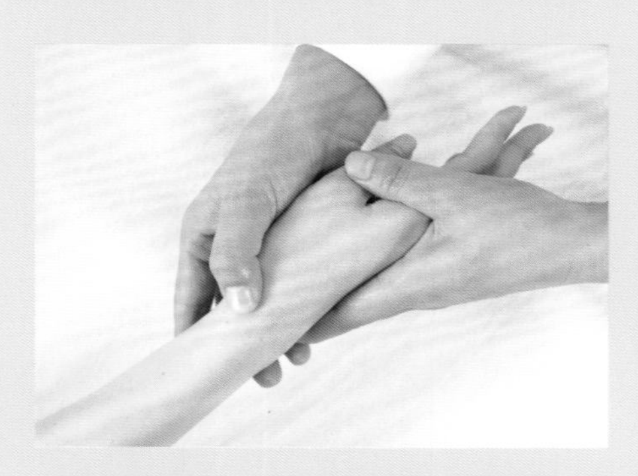

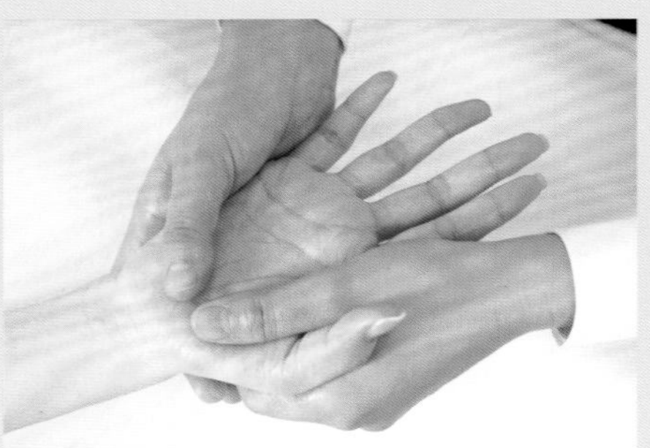

↑ 手部消腫按摩，由上往下疏通至手指頭。

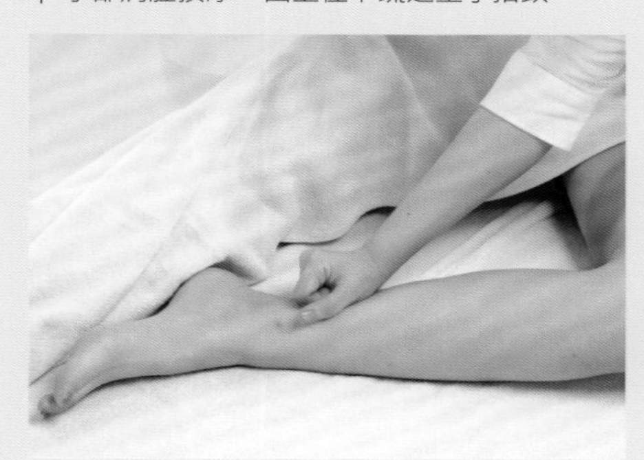

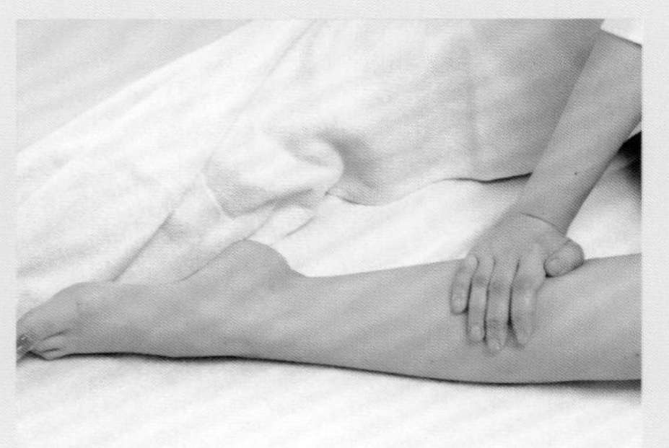

↑ 下肢水腫抽筋，愈到懷孕後期更加明顯，這時按摩要將氣疏導開，以手掌或拳頭指關節由上往下按壓，緩和不適。

☑ 腹部按摩在於順氣與胎兒互動

我們到了孕中期，甚至後面的 7、8 月孕後期，孕媽咪的腹部按摩也以著重順氣為原則，由肚子兩側往下走，另外也能緩解脹氣，這時候對應胎兒胎動，則會再加入與胎兒互動按摩手法，提早建立親子關係。

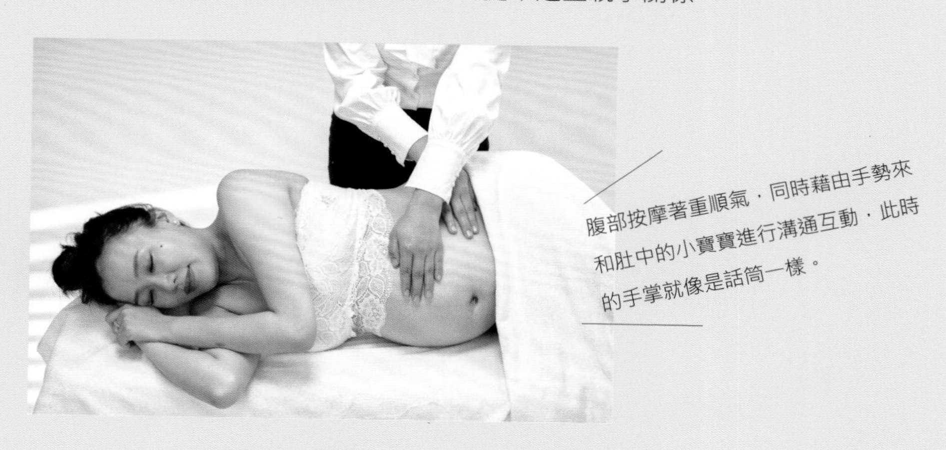

腹部按摩著重順氣，同時藉由手勢來和肚中的小寶寶進行溝通互動，此時的手掌就像是話筒一樣。

☑ 經前、經期症候群也要疏通氣血

不只孕媽咪會有胃脹氣、便秘之苦，女生每逢排卵期也很容易肚子脹氣，在經期尚未來之前，容易感到自己肚子脹得像青蛙，每個月會有那幾天排便習慣略有改變，有些嚴重點還會覺得後腰痠，頭疼不已，等到週期一報到，症狀又慢慢回復正常。

這些其實是因為氣凝滯導致，我們也可透過按摩或伸展動作來加以舒緩。好比多做些下腰動作或貓式運動，來幫助排氣；頭部按摩可疏導氣流通，帶動血液循環，舒緩頭痛之外，也能緩和經前症候群的頭部問題。

Concept 3

孕後期7到8月，對症加強舒緩

懷孕後期，孕媽咪不舒服的症狀會更
多且明顯，可拉高按摩頻率，加強症
狀舒緩。

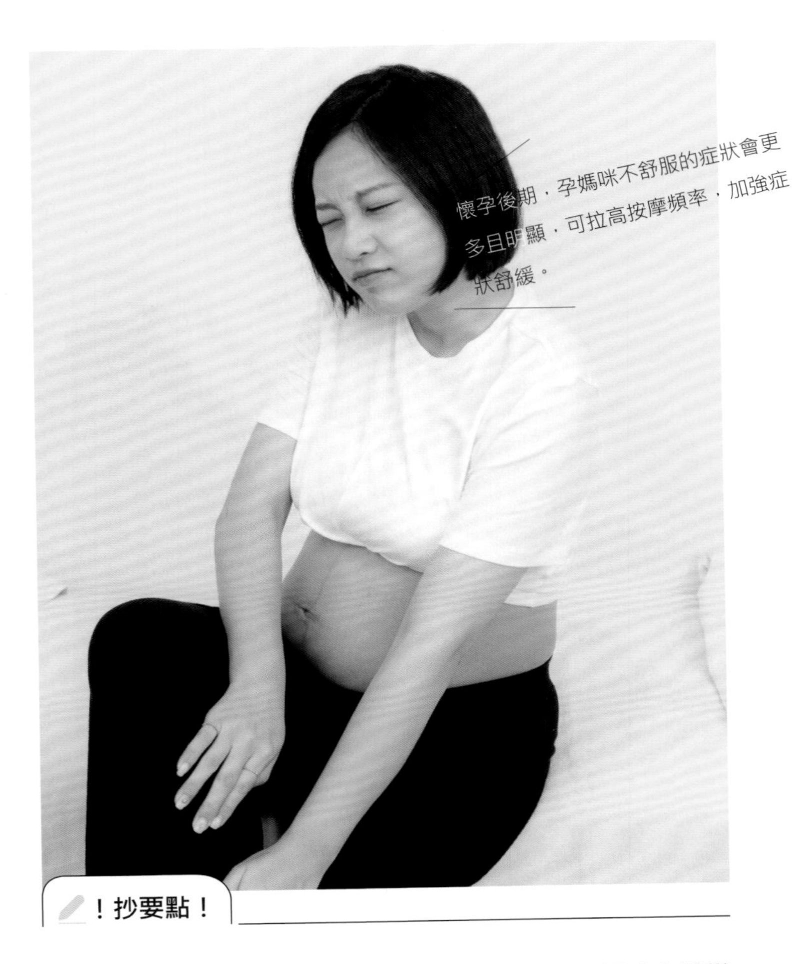

！抄要點！

√ 懷孕 7 至 8 個月（ 25 ～ 32 週）為孕後期，孕媽咪身體變化更大，不舒服狀況增多，多重痠痛、憂鬱矛盾情緒，身心雙重夾擊。

√ 養胎概念：第七個月養肺經、八月養大腸經，兩相主掌皮膚、呼吸與消化系統。這時期關鍵在於養護胎兒的皮膚與毛髮。

√ 常見症狀與緩解法：常出現（1）手脹、（2）上臂腫脹和抬舉困難、（3）手指腫脹和手關節痛等不適。按摩部位著重肩、肘、手腕與手指等關節。

懷孕後期一般是指 7 到 10 個月，又稱「第三孕期」，我會再細分成 7 至 8 月的孕後期，以及 9 至 10 月的最終後期。孕媽咪的身體變化和不舒服在第三孕期又更多，不安感不會因到了快要卸貨而消失，身體不適會視個人狀況，與日俱增且天天不同，導致身體和精神都承受極大壓力、極度疲憊。

案例分享 1　肚子愈來愈大，身材變形，自信心大崩盤

只有懷孕、生產過的媽咪才知道，除了各種生理上的不舒服，有時看著鏡中改變的身形，情緒一瞬間就崩盤。以我為例，孕前我的身材纖細，懷孕後隨著妊娠週期增加，肚子變大，對照偏瘦的四肢，肚子顯得特別大，每次洗澡時照鏡子，都覺得自己好像隻醜陋的青蛙，容易胡思亂想，變得沒什麼自信。

案例分享 2　高齡懷孕，罹患妊娠毒血症，醫生告知有早產風險，得提前催生

我有一位朋友高齡懷孕，每次產檢都會跑遍大醫院、小診所交叉檢查，當醫生告知她有子癲前症，又稱妊娠毒血症，有高血壓和蛋白尿等症狀，嚴重者可能增高產婦和新生兒死亡、早產的風險，建議 36 週得提前催生，當下崩潰大哭。

尤其做一些可看到寶寶的影像或更詳細的檢查，被告知不太好的訊息，身體與心理雙重夾擊下，對孕媽咪打擊極大。

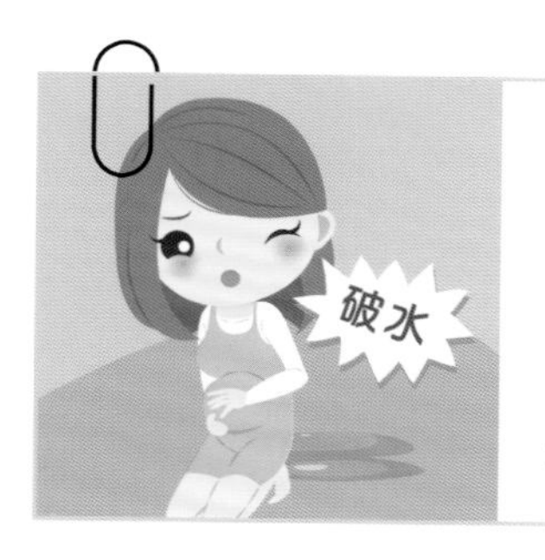

小提醒：孕後期準備待產包

妊娠 7 至 8 月是容易出現早產的時期，對於落紅、羊水破、前置胎盤合併胎盤剝離等，更要提高警覺。待產包可以先準備好，一旦狀況發生，建議趕緊帶著待產包到醫院報到。

即使隨週期漸增、荷爾蒙也有變化，眾所周知，身體（生理）不適狀況愈到後面會加劇，但對孕媽咪來說，情緒是根本關鍵，整個孕程和情緒有關係，媽媽的情緒、心理壓力會因身體起反應，更跟著周邊外在、內在因素有各種波動。

我曾遇過一位孕媽咪，因為家事關係鬱悶難解，懷孕全程情緒低落，無處發洩，摸她肚子整個冰冷僵硬，她後期更時不時喊腰痠疲累，到了7、8月左右便提前生產。所以媽媽情緒不好，真的連帶影響到胎兒的養護。

症狀1 矛盾情緒不降反高，自信指數萎靡，憂鬱症找上門

孕媽咪一下感受到胎動而覺得幸福，一下又因身體的倦重，想趕快生下寶寶，期望預產期趕快到來。再者，因為體重增加、行動不便，又擔心分娩的風險，導致身體與精神都極度疲勞，這種「既期待又怕受傷害」、矛盾的情緒會日益高漲。

從孕初期到第7、8個月，懷孕前期如果太敏感、情緒緊繃，這時期陪伴的家人也會疲乏，容易出現不體諒或不包容的態度，讓孕媽咪更沒有信心，認為都沒人能同理自己的感受，因而埋下憂鬱的種子。

症狀2 胎兒頂胃，胃酸逆流甚至胃脹等症狀加劇，影響睡眠品質

有些孕媽咪在孕中期，便遇到隨胎兒逐漸長大，或胎位太高而頂到胃，導致胃酸逆流或胃脹，要記住媽媽的肚子空間是有限的，但胎兒四肢百骸到後期已發育完善，他們也會時不時上下左右伸展活動筋骨，而媽媽一個動作，也會讓胎兒跟著有反應，以致頂到胃部產生不適、嘔出胃酸，俗話說的「火燒心」。到了孕後期，胃部不適症狀更加劇烈，嚴重到影響睡眠。

除了參考前面篇章教的按摩手法，也可以參考養生的消食方法──飯後百步走，散步約10分鐘，可預防胃酸逆流。這方法不是只有孕媽咪限定，一般人也適用。

症狀 3 鬆弛素分泌幫肌肉和韌帶放鬆，卻引起多重痠痛，連恥骨都痛

到後期有感關節痛、骨盆甚至連恥骨也有痠痛感，那是因為黃體素和「鬆弛素」或稱「弛緩素」（relaxin）的分泌增加所引起，特別是鬆弛素。

由於胎兒成長把媽咪的子宮撐大，和骨盆連接的韌帶被拉扯，鬆弛素的作用是幫韌帶放鬆，保有適應胎兒長大的彈性；分娩時，也能把髖關節拉開，讓骨盆有空間擴張到可使寶寶順利通過產道。當鬆弛素分泌時，骨盆前方的恥骨聯合同時會被拉開，雖然原本連結骨盆關節的韌帶變鬆軟，卻也變得不穩定，有些孕媽咪會因此重心不穩或走路搖晃。

為了維持上身的平衡，腰臀、腿部的肌肉必須往上穩住骨盆，使得腰痠背痛、骨盆痠痛、全身關節痛等症狀產生。

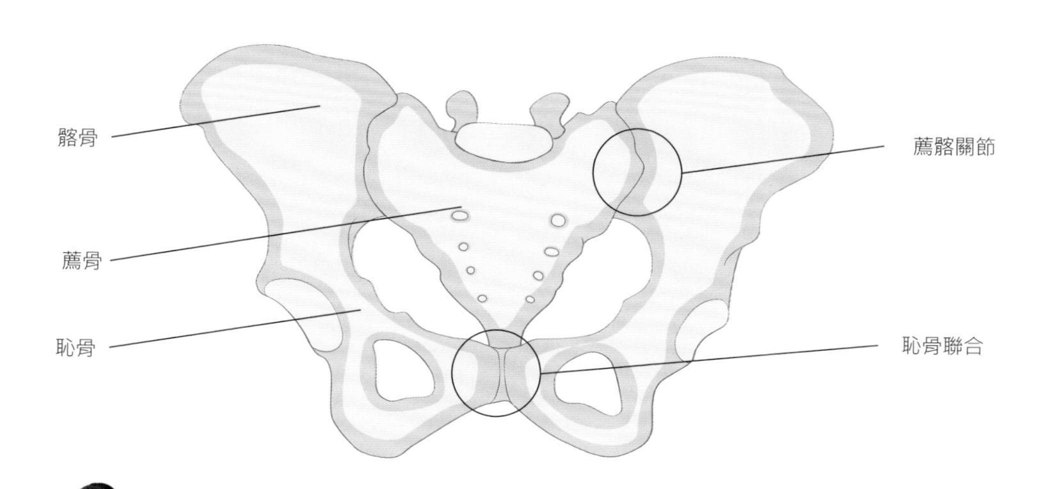

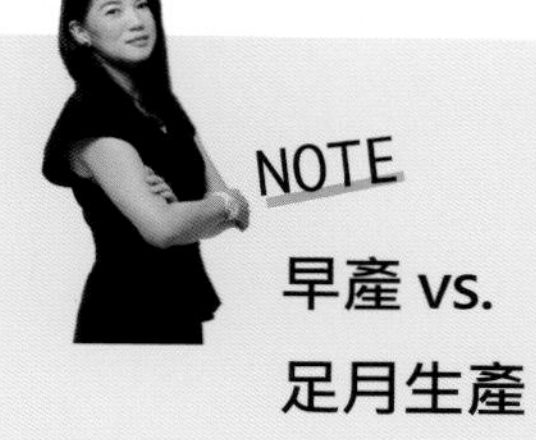

NOTE

早產 vs. 足月生產

不是每位孕媽咪都會剛好懷胎到第 10 個月生產，有些人第 8 個月就生產了。（編按：根據世界衛生組織的定義，發生在孕期 20 ～ 37 週的生產，當寶寶提前離開母體（未足月），後續養護工作便由後天接力。

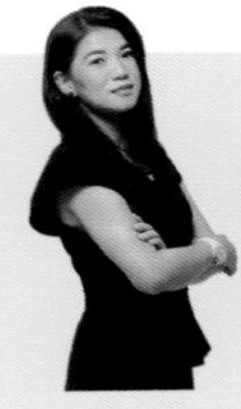

NOTE

孕後期按摩著重症狀舒緩

提高按摩頻率

除了逐月養胎保養，針對症狀的舒緩按摩會比前面孕期更重要。孕媽咪因為焦慮、緊張、睡不好、水腫、氣腫，我們會依她們表示不舒服的症狀予以按摩，一次 90 分鐘的按摩，很多孕媽咪大概到 60 分鐘就睡著了，一覺起來，原先問題也緩和許多。後期的按摩次數也需跟著她們身體狀況，提高頻率。

芳療師也要會傾聽紓解孕媽咪壓力

我認為，做為一位專業的孕婦 SPA 芳療師，除了具備專業技能是基本，還必須有一雙擅於傾聽的耳朵。很多孕媽咪來到店裡，我們陪她聊天，當專業芳療師幫孕媽咪緩解身體的不適，她心裡的焦慮和壓力也獲得釋放。

孕媽咪也可以做一些改變來轉換心情，像是每週拍下自己身體的變化，或用文字記錄，盼望與孩子相見的那一刻，母子連心，胎中的寶寶也能感受到自己是被期待的。

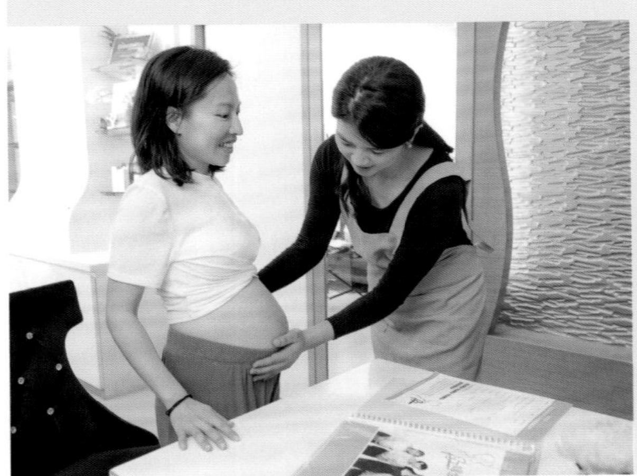

專業的芳療師不止專注技能，更要懂得聆聽，成為孕媽咪另一舒壓管道。

Point 1

妊娠七月肺經主養，常保汗腺暢通養好胎兒皮毛

中醫逐月養胎中，妊娠七月是手太陰肺經所養。肺經起始於胃幽門附近，往下連接到大腸，再往上彎，從橫膈膜進到胸腔，抵達肺側後，從氣管往上到咽喉，之後再沿著手臂外側往下走，到了手腕，往下抵達大拇指內側的指甲邊緣，另一支脈則以食指頂端為終點。

肺經沒顧好，鼻子皮膚易有毛病

肺主呼吸之氣、養一身之氣，也主皮毛，如果肺經沒養好，就容易有鼻子或皮膚相關疾病，例如，鼻子或皮膚過敏。倘若孕媽咪本身有鼻過敏，建議在孕後期，每天睡前都幫自己按摩眉棱骨、兩眉中間和鼻子。按完後，原本鼻塞會變得較通暢好入睡，要記住當孕媽咪狀況好，胎兒就有機會發育得更好。

保持運動流汗，不喝冷飲，胎兒皮膚毛髮長得好

懷孕七個月，胎兒在養皮膚，孕媽咪想讓寶貝皮膚、毛髮長得好，就要特別注意，第一，少待在冷氣房，保持運動習慣，讓汗腺暢通。這時要比前面微動養胎，動的時間要再多些，當然須顧及孕孕媽咪可承受的時間與範圍，因為平常若少運動，突然要她多動些，可能走沒幾步便會覺喘吁吁。另外，體力足夠的話，運動動作可比先前再劇烈一些些，主要讓汗可以是真滴出汗珠那種，這還能幫助順產。當毛孔打開暢通、多流汗，會有助肺經養護。

第二，不喝冷飲，尤其含糖手搖飲料更是地雷，直接傷肺和胃，其實不只是孕媽咪，一般人也一樣。

小提醒：咖啡因適量就好

雖然懷孕飲食毋用東忌西禁，正常飲食作息即可，但有些食物飲品還是少碰，甚至適量較佳，像是含咖啡因飲料，一天不要超過 200 毫克以上，有一說懷孕長期高劑量攝取咖啡因，寶寶出生可能有新生兒戒斷症候群。

Point 2

妊娠八月大腸經主養，先養肺才能顧好大腸

妊娠八月是手陽明大腸經所養，大腸經起於食指指尖，出虎口，往上沿著手臂內側進入手肘外側，再經上臂外側出肩峰部前邊，往上交會於背部的大椎穴，往下入鎖骨上方，經過肺、橫膈膜，最後抵達大腸。

肺經沒養好，大腸經跟著受連累

肺與大腸相表裡，兩者有裙帶關係，當肺經沒有養好，大腸經的養成就會受阻，皮膚、牙齒、消化系統等毛病會跟著出現。例如鼻過敏的人，常有便秘或拉肚子症狀；同理，胎兒在孕媽咪的肚子裡，皮膚沒有養好，未來就很容易出現便祕或腹瀉，有些小寶寶剛生出來，甚至會有淡淡的黑眼圈。

所以回到原點會發現，媽媽要能動就動，若動愈少，體力耗損也就愈多，相對讓胎兒成長得慢，會讓孕期的胖全長在自己身上。

胎兒發展快，媽媽氣血變虛，代謝變慢四肢腫脹

而這時期胎兒發育快速，掠奪母親的氣血又多又快，曲黎敏教授在《黃帝內經胎育智慧》提到，胎兒上頂會讓孕媽咪胸悶氣短、走路易喘。

外加氣血虛造成貧血，甚至有些孕媽咪身上會出現風疙瘩，癢到不行；而變大的子宮壓迫腸道造成便祕；代謝變慢形成四肢腫脹，許多孕媽咪甚至腳腫到穿不下鞋子。因此孕後期養護重點在於舒緩。

小提醒：手部按摩養好肺經大腸經

孕媽咪遇到的腫脹、便秘等問題，通常在產後會慢慢好轉，無需太擔心。而肺經與大腸經都位在手上，因此手部按摩可延續在孕後期調養這兩條經絡。

孕媽咪們如若懂得轉換心情，

那懷孕未必是件苦事。

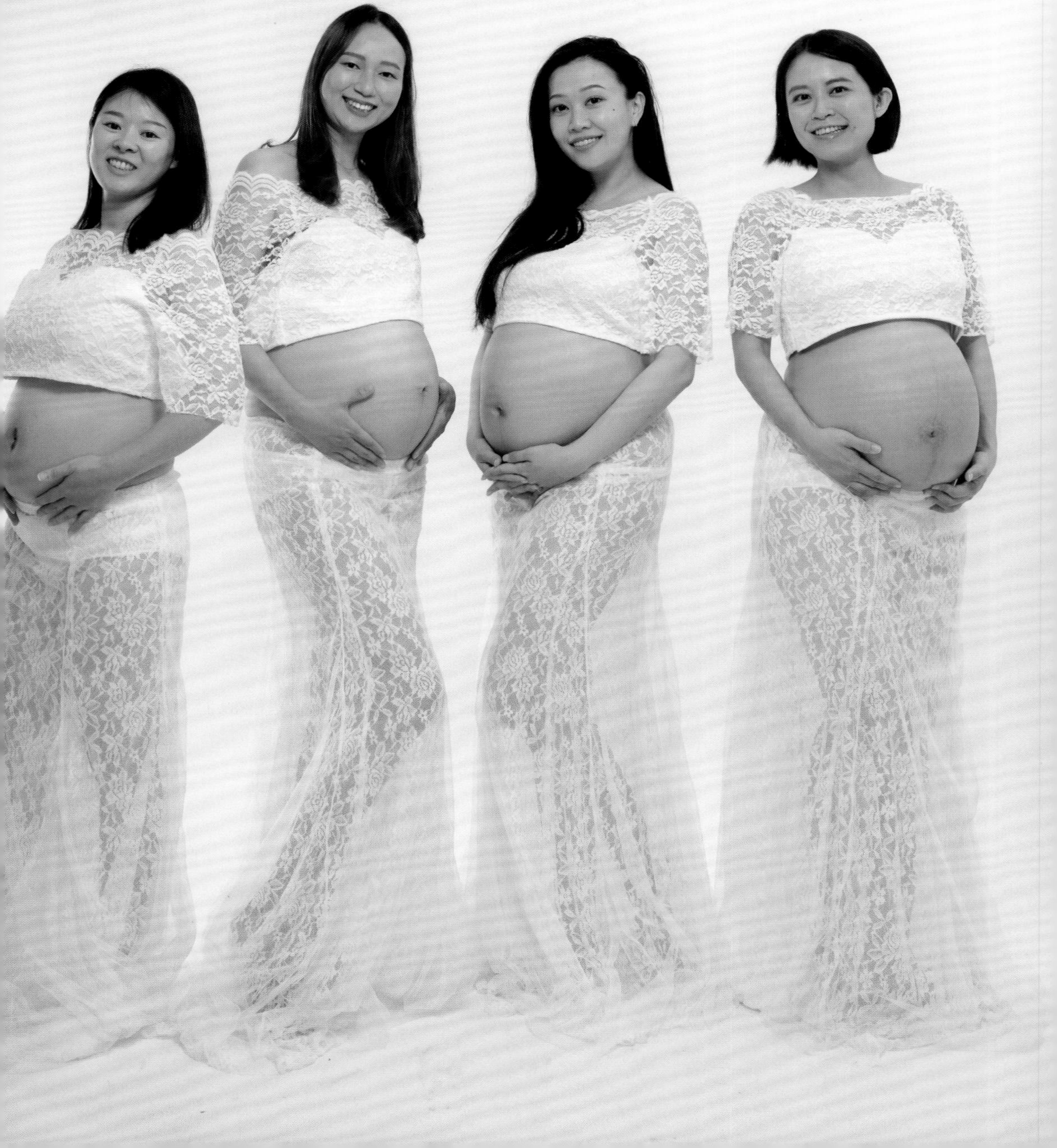

Point 3

手部鼻竅按摩顧肺養腸
緩和常見症狀：四肢水腫、腕部腫脹、關節痛

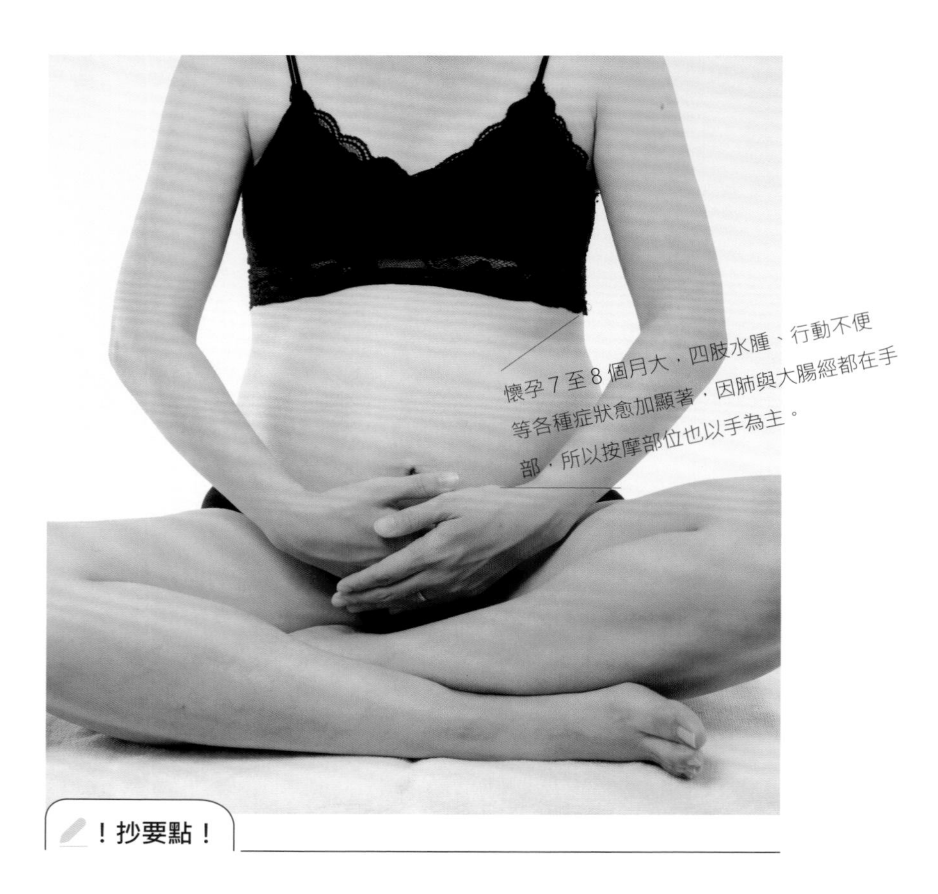

懷孕 7 至 8 個月大，四肢水腫、行動不便等各種症狀愈加顯著，因肺與大腸經都在手部，所以按摩部位也以手為主。

！抄要點！

√ 孕後期與先前孕期症狀大不同，主因每個人出現徵兆不一，除了逐月養胎手法之外，需針對問題舒緩。

√ 按摩手臂、鎖骨、手掌、指頭，活絡氣血。

√ 忌諱按摩胸部、腋下，敏感體質容易引起強烈宮縮。

1
3 步驟
通鼻竅
緩和過敏

多數人有鼻過敏問題，鼻塞難入睡，還容易打呼，每天睡前按摩眉棱骨、兩眉中間和鼻子，手法與孕初期緩解頭暈、頭痛的手法類似，適合睡前按摩，緩和鼻塞換好眠。

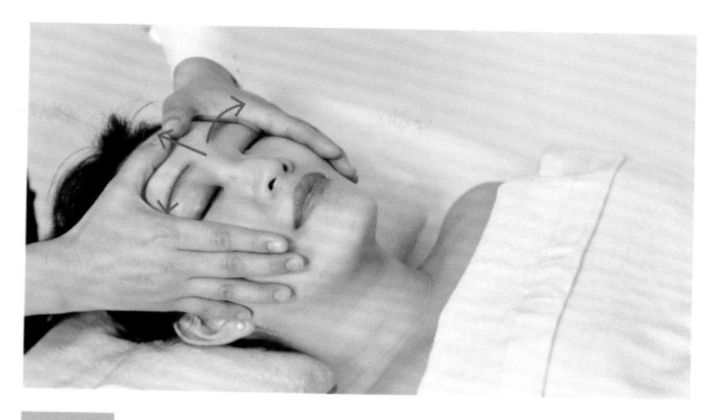

動作 1 人正躺，脖頸要靠在枕頭或毛巾墊上。從鼻梁往上延升到兩眉頭中間，雙手大拇指左右來回按。

TIPS
- 先按眉上凸出的眉骨，再逐漸往上按到髮髻。
- 動作約操作 3 到 5 次。

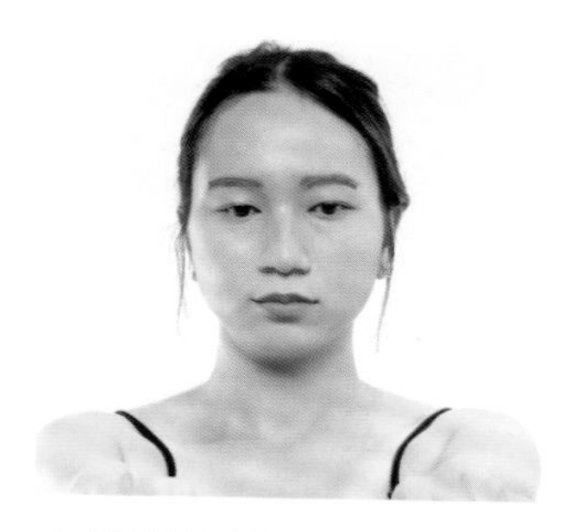

↑ 眉棱骨就是眉上凸出的眉骨，如圖示意，按壓可舒緩眼壓與頭疼。

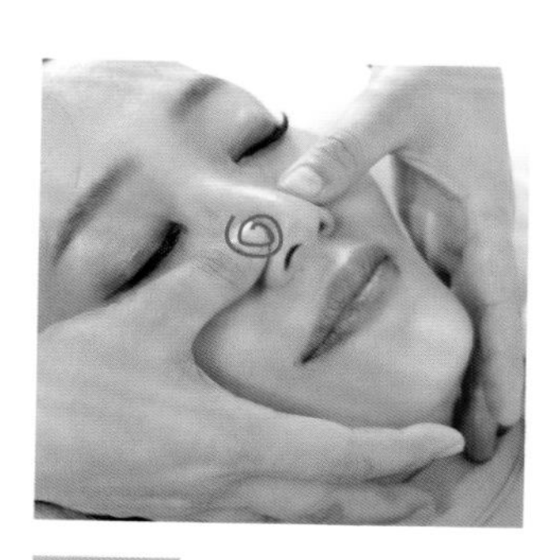

動作 2 雙手大拇指畫圈按摩位於鼻子兩側的鼻翼 3 到 5 次。

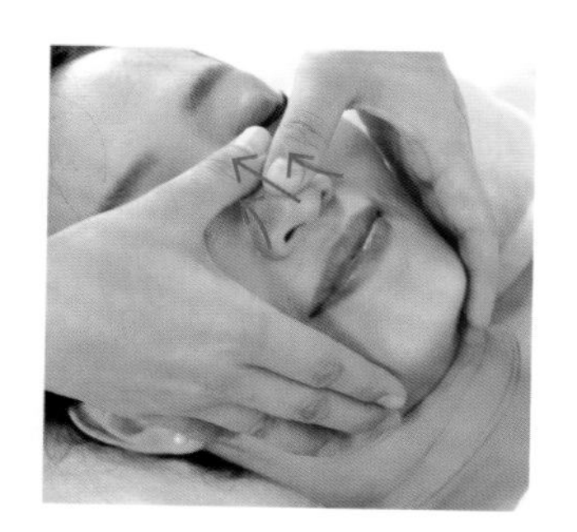

動作 3 雙手大拇指從鼻頭往上、右手指按左邊山根，左手指按右邊山根，再經過鼻梁，最後到山根，一樣操作 3 到 5 次。

小提醒：睡前按有助入睡

有鼻過敏者，通常會有睡眠障礙，睡前按更有助於入眠，一般人也適用。唯要注意力道不宜過頭，以免被按摩者呼吸困難。

2 手指運動不求人，緩解手部腫脹不靈活

懷孕水腫難代謝，導致手腫不靈活，共有 2 套作法，沒有時間與地點限制，想到就可以多做，促進手指和腕關節血液循環。

☑ 手法 1

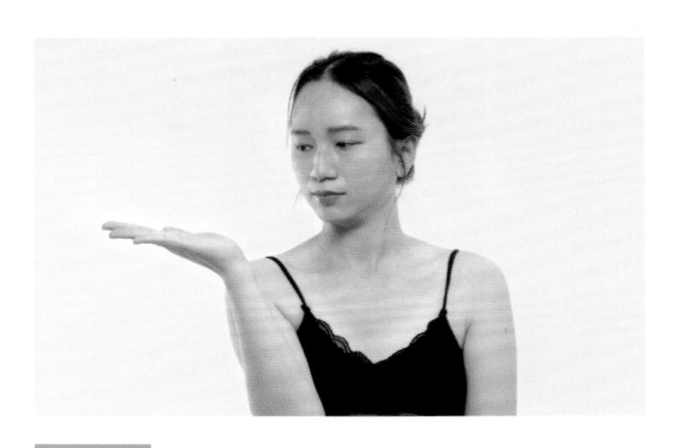

動作 1 舉起右手，五指併攏，呈端盤子姿勢。

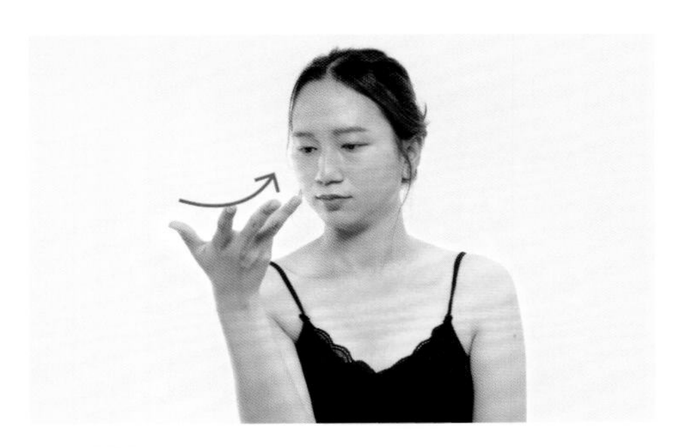

動作 2 右手腕一邊往內旋轉，手指一邊像蓮花盛開一樣，以小指為起始點，一根一根彎上來。

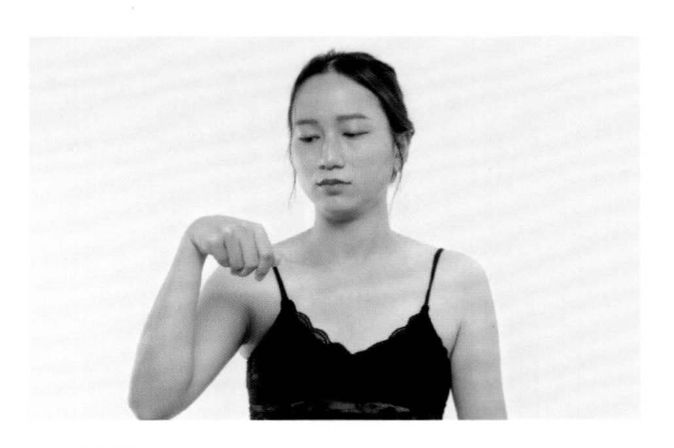

動作 3 右手手腕彎曲，擺出像招財貓的手勢，手腕會有點痠緊的感覺。

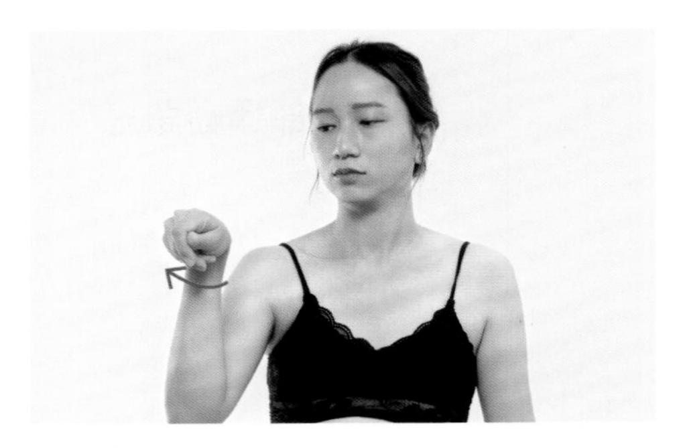

動作 4 右手腕慢慢往外旋轉，轉的時候，以小指為起始點，手指一根根往上張開。上述動作做好後，換手操作。

☑ 手法 2

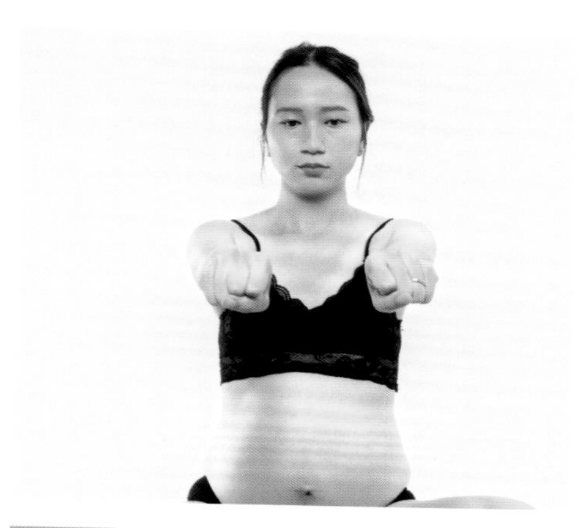

動作 1 雙手打直，與肩平行，先握拳。

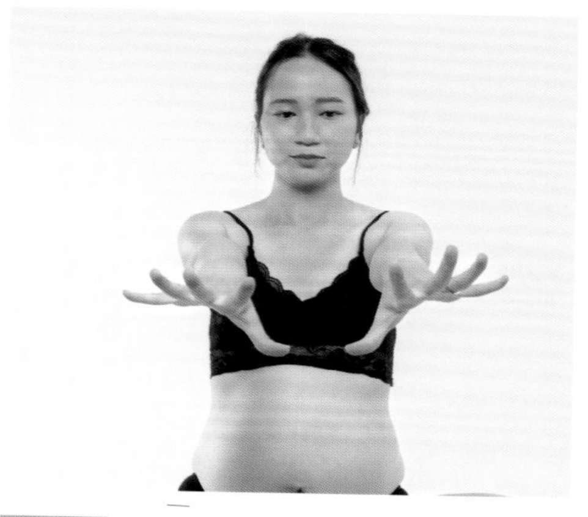

動作 2 心中可以默念：「張開，合起來；張開，合起來。」再用力張開雙掌，以此重覆施作。

TIPS

- 動作約操作 3 到 5 次。
- 做到手指有很痠的感覺，就是完全到位，此時就可以停止。
- 做完這套動作，手可熱敷或泡熱水，水溫約攝氏 35 至 40 度，以不燙傷為主。

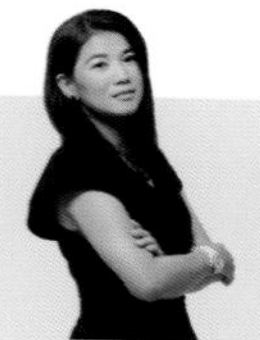

注意事項

手部運動忌甩手

因為荷爾蒙分泌改變，水分停留在體內，難以代謝，導致孕媽咪四肢水腫，手指痠麻、不靈活，或是手腕局部腫脹，有些人從懷孕第 10 週就會變得顯著。

手部微運動可舒緩氣血，但切記，孕媽咪不做甩手的動作，因為「甩」對於敏感的媽咪來說，可能會牽動子宮，舉凡有一點點危險都不建議。

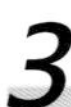

3 按摩手臂和鎖骨，防上臂腫脹和抬舉困難

胸部分泌乳汁、開始脹大，為了撐住胸部、挺起孕肚，以致胸椎活動減少，後背肌肉增厚，不止頸肩變粗常緊繃，有時正躺太久，手會痠麻腫脹或舉不太起來，尤其上手臂外側腫起，變得僵硬。透過按摩手臂和鎖骨，可以緩解此問題。

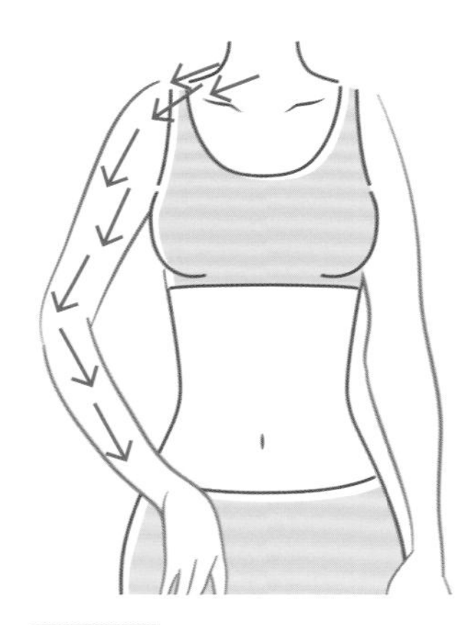

動作 1 正躺，雙手放鬆，分段按摩，先用手掌由內往外按摩鎖骨 3 至 5 次。

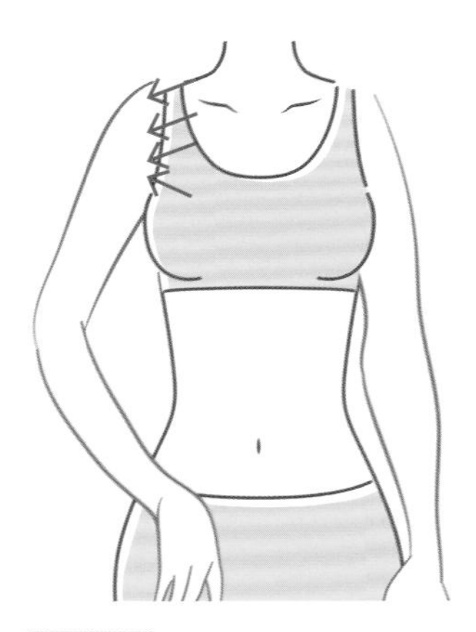

動作 2 按摩背部的上斜方肌和中斜方肌，往肩關節方向把水氣代謝出去，切記不可按壓腋下。

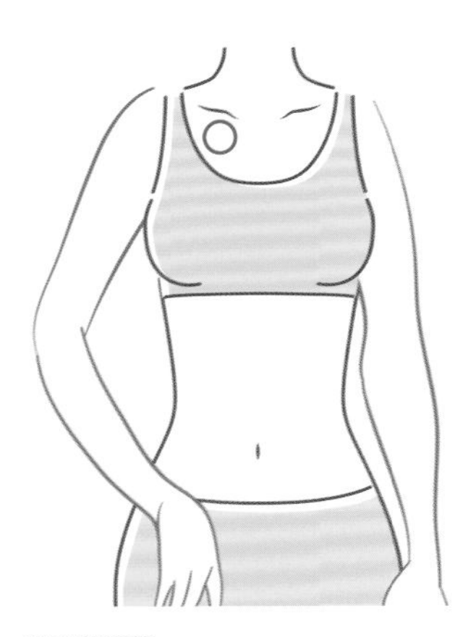

動作 3 手握拳，用指節按摩孕媽咪鎖骨下方的肌肉 3 至 5 次，按的時候會有痠痠的感覺。

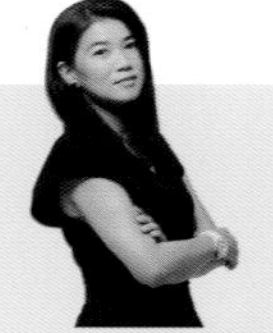

注意事項

涉及宮縮禁按腋下和胸部

孕期間可以幫忙按摩手臂，舒緩脹痛，不過因為要避免敏感的孕媽咪引起強烈的宮縮，引發早產的風險。胎兒的養成循序漸進，需要待在媽咪肚子 10 個月孕化才能完成，所以我不建議孕期間按摩腋下和乳房，產後再按較合適。甚至為預防塞奶或乳腺炎，想「超前部署」也絕對不建議。

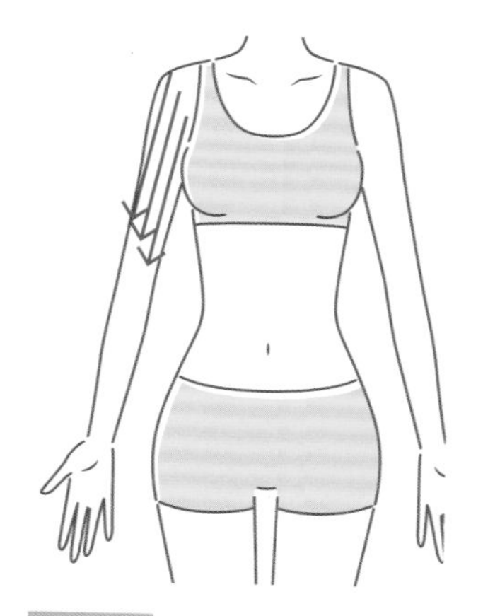

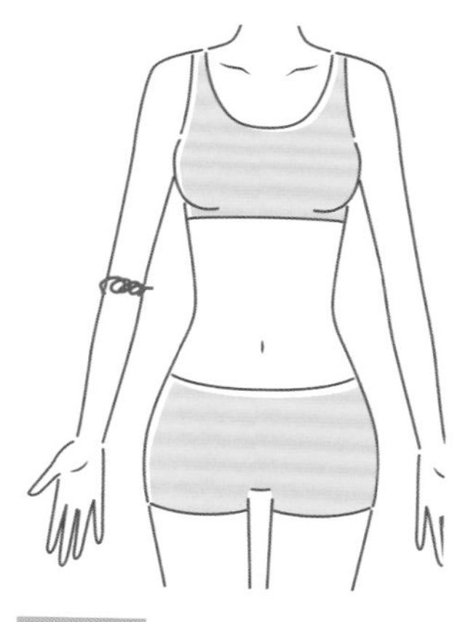

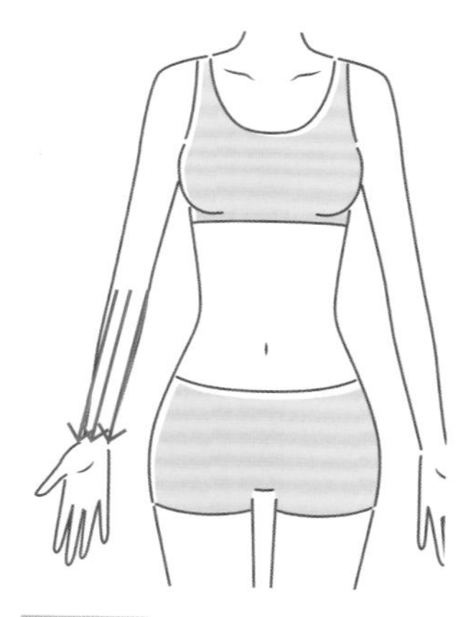

動作 4 雙手用大拇指交替按摩上手臂。

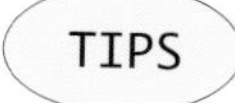

- 先按最外側，再按中間、內側。
- 方向為上臂往下到手肘，按摩 3 至 5 次

動作 5 用大拇指螺旋式交替來回按摩手肘關節處，一樣按 3 至 5 次。

動作 6 雙手用大拇指交替按摩下手臂，以上 6 步驟完成後，可換按另一隻手。

TIPS

- 先按最外側，再按中間、內側。
- 方向為上臂往下到手肘，按摩 3 至 5 次

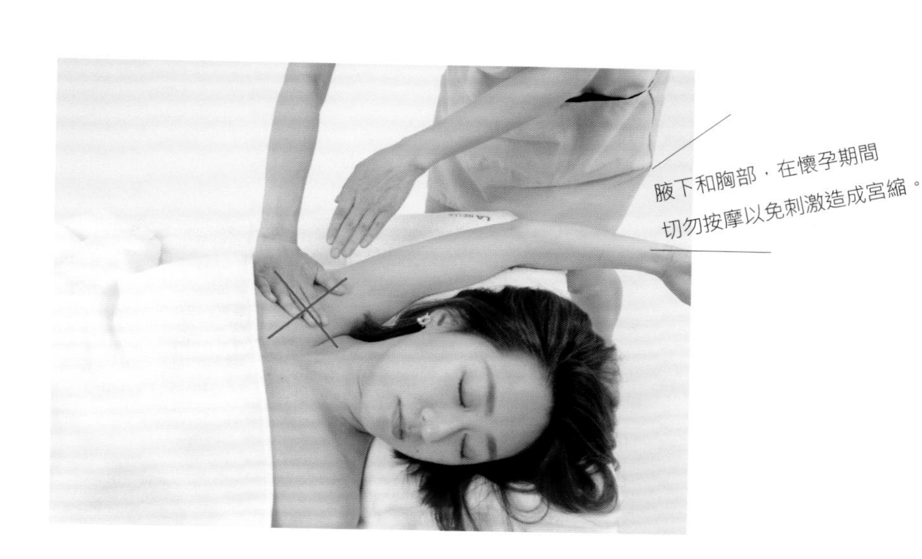

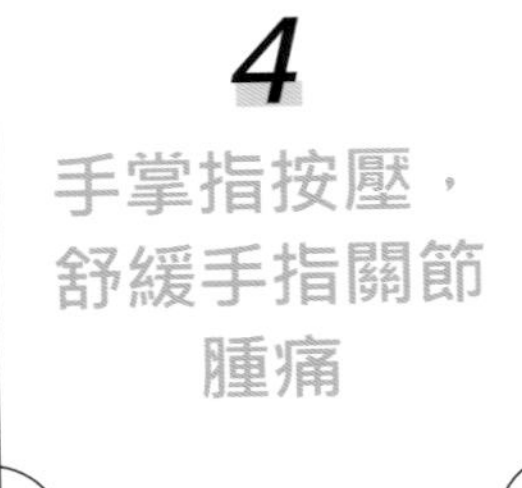

4 手掌指按壓，舒緩手指關節腫痛

除了氣腫導致手指脹痛，雌激素等荷爾蒙分泌增加，也會使肌肉、關節附近的韌帶彈力、張力比沒懷孕時差，兩相加乘，嚴重時會覺關節卡卡、合不太起來，透過手部按摩改善水腫。

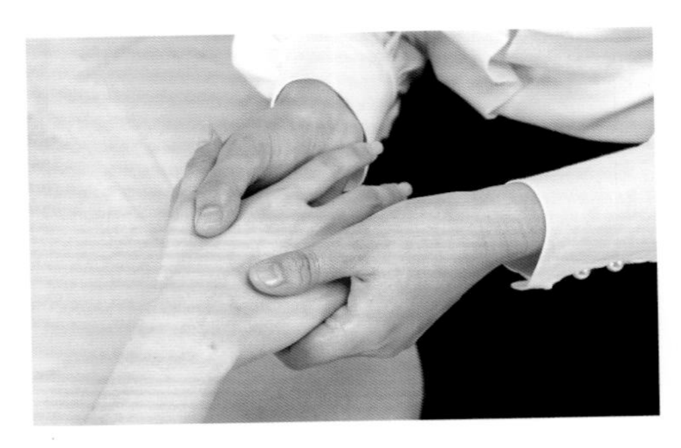

動作 1 正躺，雙手放鬆。操作者坐在孕媽咪的腹部旁，在手上塗抹精油，先按摩右手。

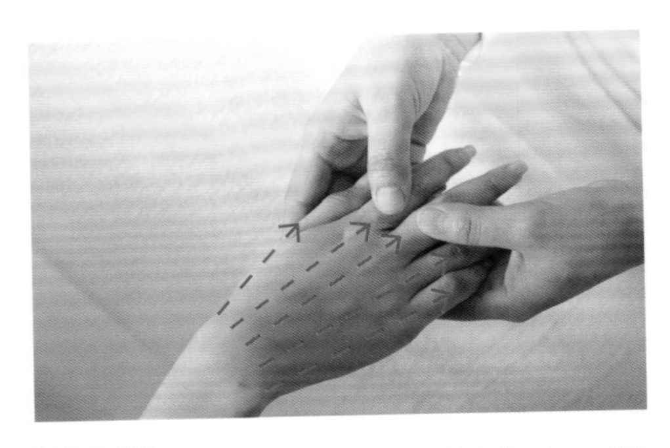

動作 2 按摩手背骨縫的內外側，以手腕為起點，往下按到指頭，5 根手指都要按 3 到 5 次。

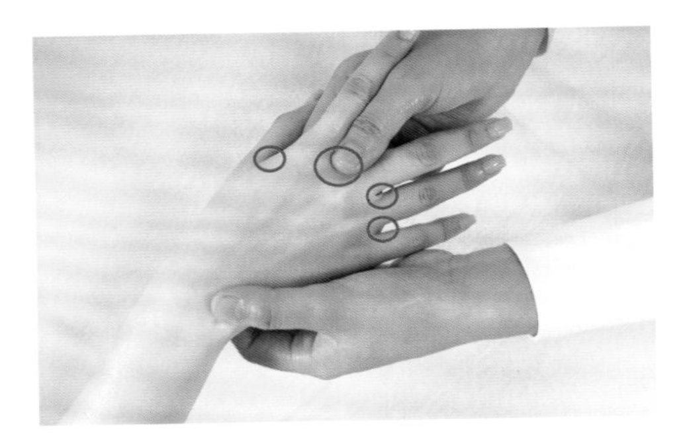

動作 3 操作者的左手支撐孕媽咪的手腕，以右手拇指和食指按壓指頭和指頭之間連接的指蹼處，共 4 個地方都要按 3 到 5 次。

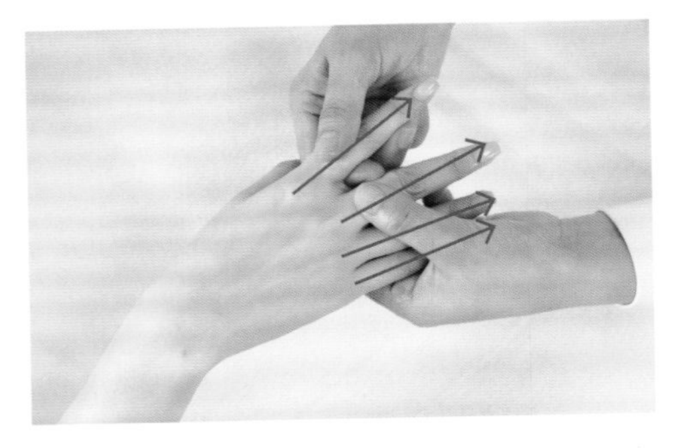

動作 4 用中指、無名指夾著孕媽咪的手指，大拇指在上、食指在下按摩每一根手指時，向外拉動 3 到 5 次。

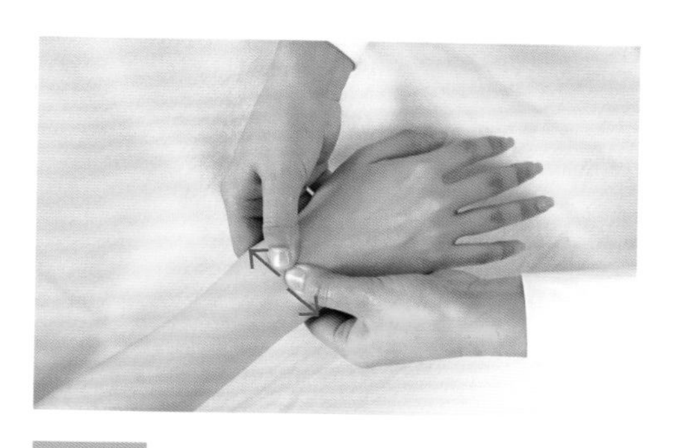

動作 5 以拇指左右按摩手腕關節，由內往外按摩，幫助關節氣血活絡。

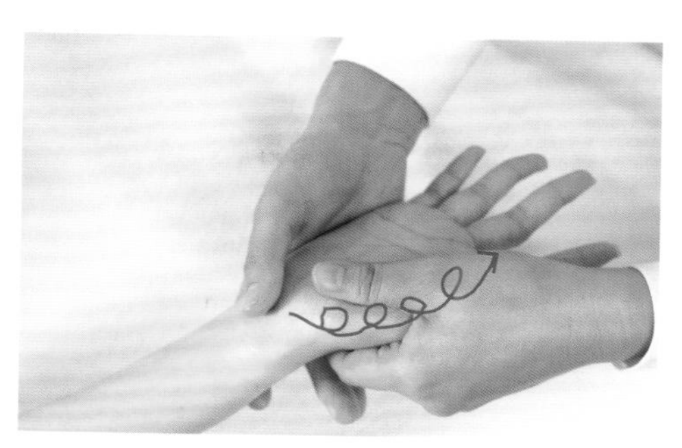

動作 6 將孕媽咪的手翻到側面，以大拇指螺旋狀按拇指丘處，共 3 到 5 次。

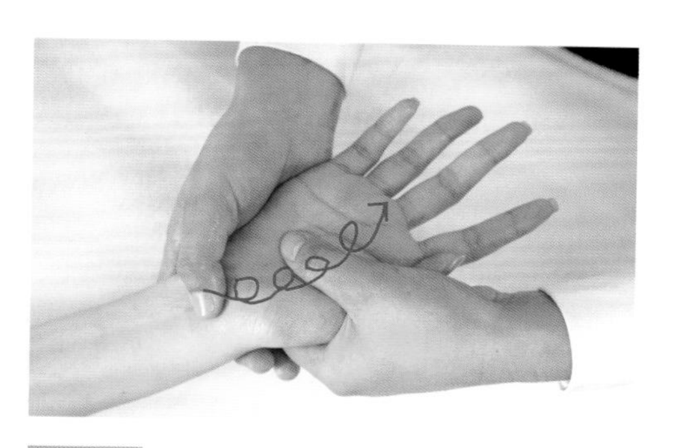

動作 7 用大拇指螺旋狀按摩手掌心，從手腕往指頭方向，將水氣代謝出去，按摩 3 到 5 次。

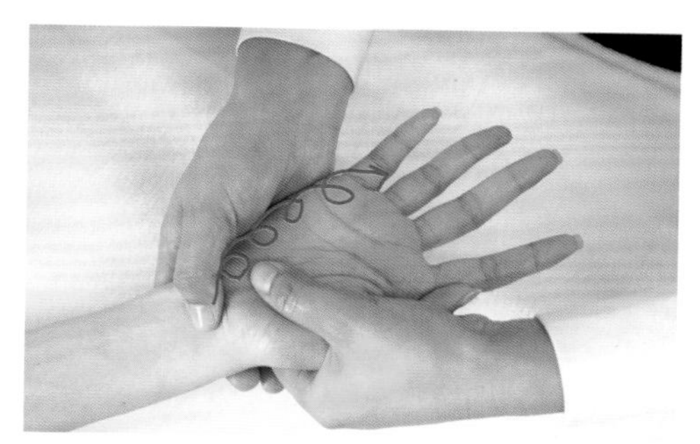

動作 8 大拇指螺旋狀按摩小拇指丘處 3 至 5 次作結。以上 8 個步驟結束後，可換手繼續。

小提醒：病理性水腫快找醫師

幾乎八成的孕媽咪到了孕後期，會出現手部脹痛或下肢水腫，扣除懷孕期間荷爾蒙變化、血液回流變差，造成體內水分滯留，水腫嚴重的程度還與個人體質和飲食習慣（吃太鹹）有關。

另外，病理性引起的水腫，像是腎臟病、心臟病等，應盡速諮詢醫師，尋求合適的治療。

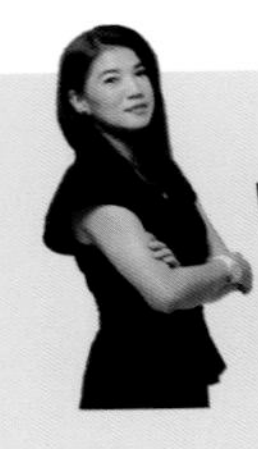

NOTE

改善局部循環　消除橘皮組織

孕後期我常被問到的其中一個問題是：「大腿後、手臂內側容易出現橘皮組織，按摩可以讓它消失嗎？」這是有機會透過飲食、運動和按摩來減少的。

荷爾蒙會刺激橘皮組織生長

橘皮組織是皮下脂肪堆積，突出到真皮部，使皮膚表面出現凹凸不平，像橘皮的塊狀。如果本身沒有橘皮組織的人，可以試著用左手拇指和食指用力在右手臂內側圈起一塊肉，就會出現類似橘皮組織的樣貌。

雌激素 - 女性荷爾蒙，會促進脂肪合成，孕媽咪會因雌激素增加，大量增生橘皮組織。它和妊娠紋不同，孕期間的橘皮組織是有機會在產後消失：

- ☑ 不吃過鹹、重口味的食物。
- ☑ 常保運動習慣，預防肥胖。
- ☑ 懷孕期間如有橘皮組織，按摩時可利用工具或手輔助，代謝糾結的淋巴液。
- ☑ 產後透過運動瘦身，改善局部循環。

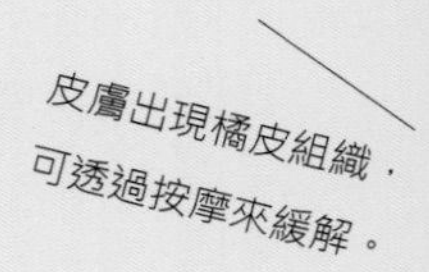

皮膚出現橘皮組織，可透過按摩來緩解。

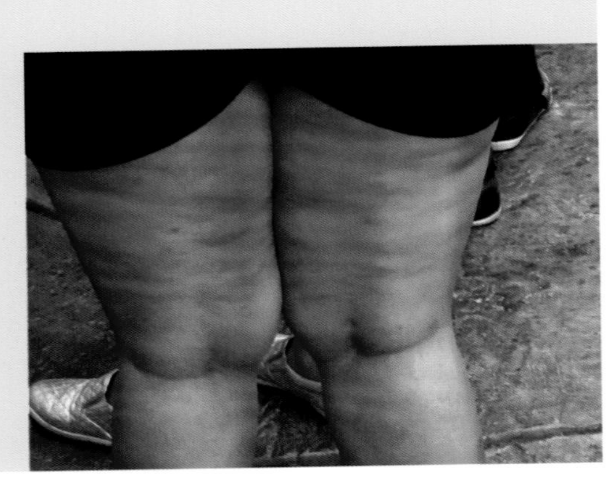

隨堂筆記

Concept 4

最終孕後期9到10月，順產按摩

孕後期，媽媽與小寶貝多多說
話，是孕期不舒服的萬靈丹。

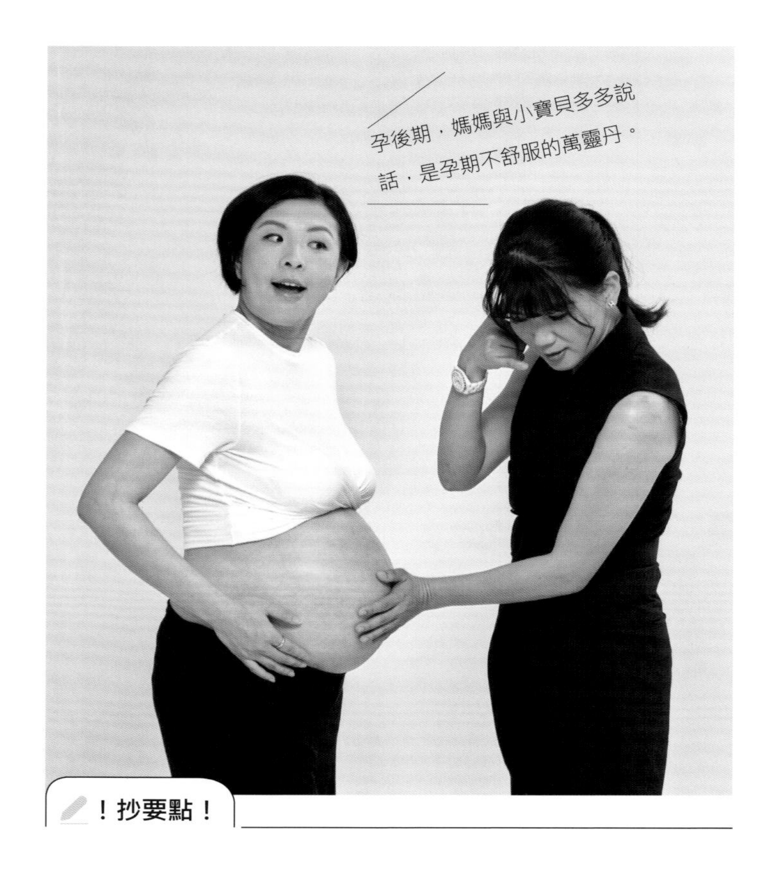

！抄要點！

√ 懷孕 9 至 10 個月（ 33 ~ 40 週）我稱為懷孕最終後期，孕媽咪準備待產中。

√ 養胎概念：第九個月養腎經、十月養膀胱經，兩條經絡牽涉多種生理功能，與呼吸系統、體內水分代謝調節、精神體力有關。這時期的養胎也為坐月子期間的心經、小腸經暖身。

√ 常見症狀與緩解法：常出現（1）恥骨聯合分離痛、（2）腿部水腫或抽筋、（3）肚子太大引起肩胛痠痛或僵硬。針對水腫、痠痛部位的按摩緩解，重點在幫孕媽咪順產。同住家人安撫孕媽咪的肚皮，與寶寶互動，從這時期就開始建立親子關係。

面臨即將「卸貨」倒數的 9 至 10 月，也就是第三孕期的後半段，孕媽咪肚子已經很大，連走路都顯笨重。我經歷過孕程，所以很清楚。以為可以輕鬆快步走，身體卻跟不上，動作變得相當遲緩，有些人胎象比較不穩，就直接躺著休息。這時期主要的重點，會放在順產按摩和消除孕媽咪的各種不適。

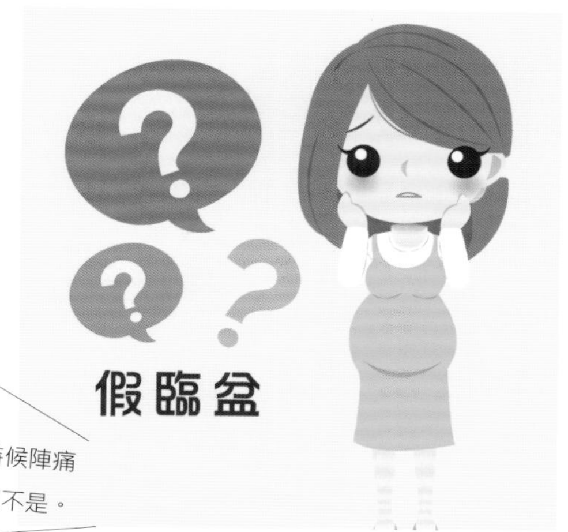

進入生產前，有時候陣痛會像要臨盆，實則不是。

案例分享 1 懷雙胞胎，個小肚子卻太大太重，生後容易腰痠

我服務過一位雙寶媽，她是一次懷雙胞胎，兩個寶寶加起來共 6000 公克。她來我店裡按摩時，已經懷胎 36、37 週了，個子小，肚子卻很大，有點像哆啦 A 夢。她的肚子實在太大又太重，邊坐著等待，當我要扶她時，她整個人跳起來，我跟她說：「妳可以慢一點嗎？」

看她跳起來後的第一個反射動作是捧肚，再來扶著腰，可見腰部支撐力愈來愈吃緊，像這樣，她生完之後很容易腰痠，因為重心改變，牽動到腰椎。

案例分享 2 體重狂增，胎兒卻不到 2 千克，肚子負重影響到腰臀

懷孕不等於肥胖，曾遇過孕程只胖了 1 公斤的，也有人身材如吹氣球腫大，整個肚子硬梆梆，大到得靠托腹帶撐住，可肚裡的寶寶生出來不到 2 千克。

到了後期，一個無意識的小動作，都會牽扯到肌肉群，腰與臀感到異常不適。除了舒緩症狀，我還會幫忙順著肚子按摩，邊和胎兒互動，減緩肚子的僵硬感。

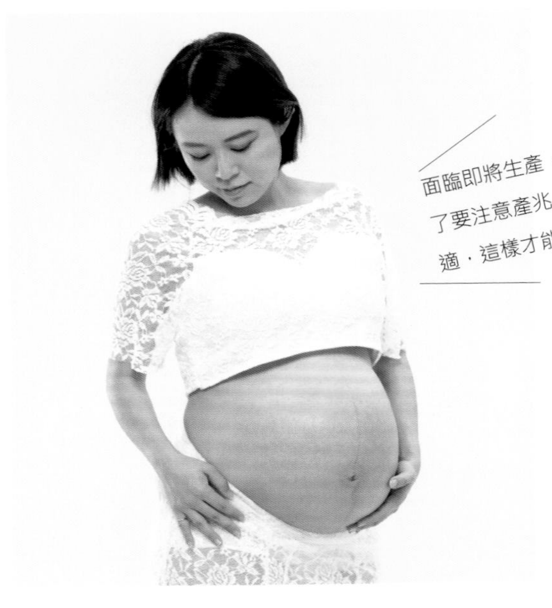

面臨即將生產，壓力也不小，除了要注意產兆，也要盡力舒緩不適，這樣才能母子（女）均安。

當懷孕 36 週以後，宮縮變得更頻繁，身體的不舒服不會少只會多，痠感進階到疼痛難耐，睡眠品質嚴重受影響，讓孕媽咪極度渴望好好睡上一覺，趕快「卸貨」把小孩生出來。

症狀 1 骨盆疼痛，後期更加嗜睡，胎兒長到最大，孕媽咪不舒服瀕極限

愈到懷孕後期，胎兒這時長到最大，促使孕媽咪四肢水腫、梨狀肌壓迫到坐骨神經引起梨狀肌症候群；有人則出現恥骨聯合分離痛、骨盆疼痛，或是手腳抽筋、手脹舉不起來、胸部發奶造成肩胛不舒服等，比過去更加嗜睡，整個不適症狀瀕臨極限。

症狀 2 孕期水腫、抽筋是大魔王，正躺難入睡，還會頻尿

對孕媽咪最難受的就是水腫和抽筋，大部分抽筋位置會在腳、腿，也有人肩胛骨背闊肌在孕前就常抽筋，以致懷孕更加明顯。一正躺背跟著抽筋，無法入睡。愈到後期，壓迫到膀胱，容易頻尿，變得不太愛出門。逐月養胎來到懷胎 9 、 10 月，差不多已到尾聲，按摩的重點會放在舒緩各種不舒服，幫孕媽咪順產。

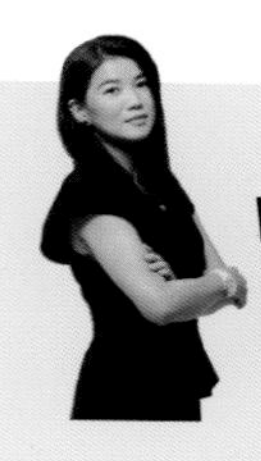

NOTE

需提高警覺的 6 大產兆

什麼時候要帶著待產包生產去，有幾大產兆孕媽咪得注意。

☑ 規律陣痛，大約每 3 到 5 分鐘規律的「真宮縮」，每次疼痛約 30 秒至 1 分鐘，並有吸不太到氣的感覺，與先前的「假性宮縮」不太一樣。假性宮縮比較無規律，有月經來的悶痛感，且可以透過按摩或休息舒緩。

☑ 胎動次數降低：雖然不是絕對判斷產兆的指標，不過預產期接近時，胎動次數確實會降低，原因與胎兒變大、羊水變少，胎兒難有空間可以活動有關。基本上，1 至 2 小時胎動達 10 次或以上，孕媽咪可放心，但如果伴隨其他產兆，就要特別留意。

☑ 落紅。通常新手媽咪第一次落紅，可能需等待一週才會正式進入產程，導致時間還沒到，就被醫院「退貨」。但如果出血量多，或是沒有足月就落紅，建議還是趕緊就醫。

☑ 破水。羊水會像突然尿失禁一樣，「啪！」一灘水下來，甚至流不停。

☑ 上腹變得很輕，肚子突然有東西墜落感。

☑ 比往常更加頻尿。

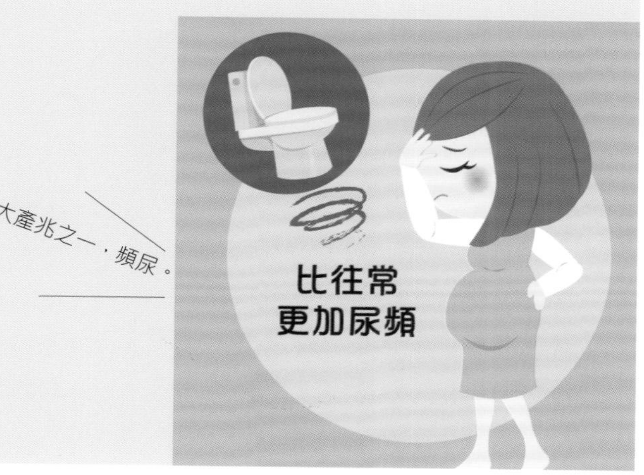

六大產兆之一，頻尿。

Point 1

妊娠九月腎經主養，腎精足體力好、不易水腫

腎藏精——先天之精主生殖之精，後天之精掌管生長發育，是維持生命、調節與代謝水分的重要經絡。懷孕 9 月為足少陰腎經所養。

連結最多臟腑，肩負多重任務

腎經以腳小趾下邊為始，斜向腳底心的湧泉穴，繞過踝關節內側，沿著腿內側，一路向上進入鼠蹊部，往上直達鎖骨內側；在體內則通過脊柱底部，經過腎臟，往上通過肝、橫膈膜後進入肺，最終沿著喉嚨抵達舌根旁。

而腎主水，對孕媽咪來說，這時候容易水腫，加上胎兒又在長大階段，一壓到下肢更容易腫脹，當下肢腫大，又會造心火往上飄，連帶手指頭跟著氣腫，兩相作用下，只會讓孕媽咪難睡好。

所以要照護串聯重要臟器的腎經，即將臨盆的孕媽咪，可以加強下肢的按摩來保養。

胎兒生殖系統發展完成，腎精虛會導致體力差

這時期胎兒的生殖系統已近乎發展完成。然而想要有天使寶寶，希望健健康康，9 月的腎經養胎也很重要。中醫說「髮為血之餘」，腎精充足，孕媽咪血氣夠，日後寶寶的頭髮就有機會長得烏黑亮麗。

加上人的先天經絡的養護得依靠腎經來養，若腎精虛弱，則會衍生體力差、疲憊、水腫、氣喘等多種問題，連帶影響胎兒發育。

小提醒：黑色食物可養腎

中醫將顏色對應臟腑，黑色入腎，可在飲食方面選擇黑色的食物入菜，例如，黑芝麻、黑木耳、黑豆、紫米等黑五類的食物，強化腎經的功能。

Point 2

妊娠十月膀胱經主養，養胎兒代謝功能

《備急千金要方》的「卷二婦人方上」中，收錄南北朝醫家徐之才的「逐月養胎方」，對於懷胎第 10 個月的描摹為：「十月諸神備，日滿即產矣。」其實就是指臨近產期，萬事俱備了，隨時都可以分娩，瓜熟蒂落準備迎接新生命。

膀胱經是身體最長的經絡，養胎兒代謝機能

膀胱經始於眼內角，橫過前額，到達頭頂，主經脈從頭頂往後背，一直連到腳底；在頸部的天柱穴有另一支脈，與主經脈在膝蓋後匯合，再往下沿著小腿後側繞過踝關節，最後從腳部外側抵達腳小趾側端。

它是身體背部最長的一條經絡，與腎互為表裡，也和肝經、脾經有關，沿著脊椎，旁邊就是先天經絡，因具有排毒、排濕功能，被稱做「垃圾運輸通道」。呼應妊娠十月由足太陽膀胱經所養道理，此時主在養護胎兒自身排泄代謝機能。不過有些胎兒可能提前誕生，這時候的養護便得由後天接續養成，並非全在母體修護。

孕期中最疲累的經絡，舒緩待產前的不舒服為主

至於孕媽咪本身，因體內毒素、代謝全集中在膀胱經，膀胱經可說是整個孕期中最疲倦的經絡，尤其到最終後期，身體分泌大量黃體素與鬆弛素，孕媽咪腰臀以下的不舒服日益嚴重。我們按摩重點會更聚焦孕媽咪的不舒服症狀以及順產階段，希望讓媽媽們能在自然產中更順利，縮短她們的產程。

小提醒：肌肉乳酸代謝

透過按摩可將肌肉乳酸代謝，大腿內側、鼠蹊部位在 9、10 月前是不能按摩的部位，而這時候已經進入孕後，則建議多按摩。

Point 3

伴侶協助緩和產前不適：恥骨疼痛、下肢浮腫抽筋、肩胛僵硬

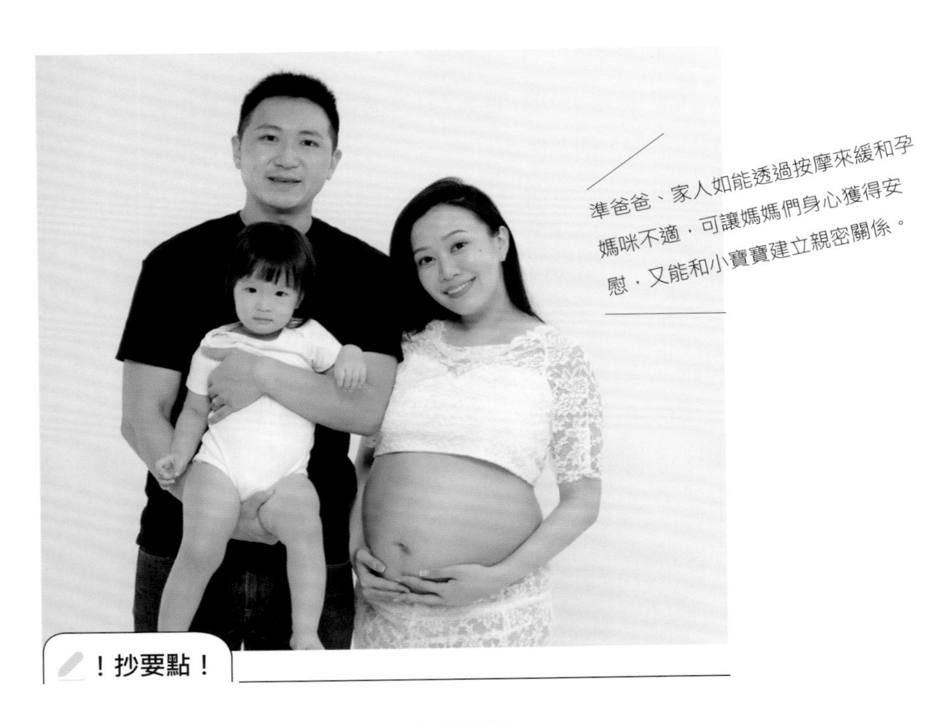

準爸爸、家人如能透過按摩來緩和孕媽咪不適，可讓媽媽們身心獲得安慰，又能和小寶寶建立親密關係。

！抄要點！

√ 同孕後期，按摩主要重點在於症狀緩解。

√ 不讓孕媽咪獨自承受懷孕分娩辛苦，按摩時可由另一半或同住家人協助，準爸爸或伴侶在過程中，透過說話、按摩與胎兒打招呼、互動，有助於建立親密關係。

√ 後續生產有很多不確定因素，專業的孕婦 SPA 芳療師能做的，即幫助孕媽咪在身體最舒服的狀態下迎接新生命。

1 輕揉恥骨聯合分離處，緩解疼痛

懷孕後期，為了讓子宮隨著胎兒變大而有彈性撐大的空間，骨盆韌帶會變得鬆軟，相對使骨盆變得不穩定，發生恥骨聯合分離，造成懷孕後期或生產完仍有恥骨聯合分離疼痛，輕輕按摩恥骨舒緩痛感。

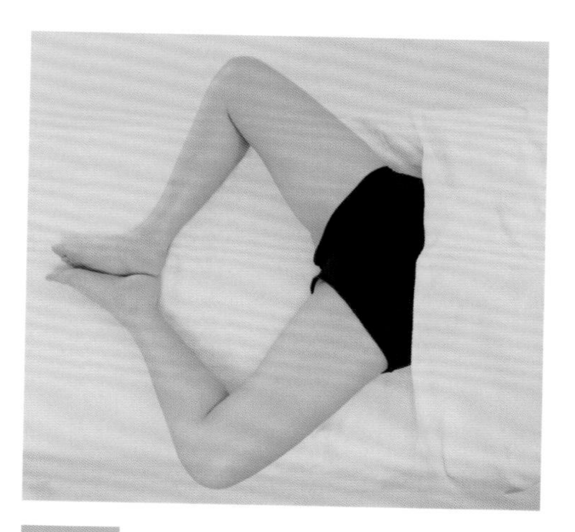

動作 1 請孕媽咪腳掌相對，將髖關節打開。

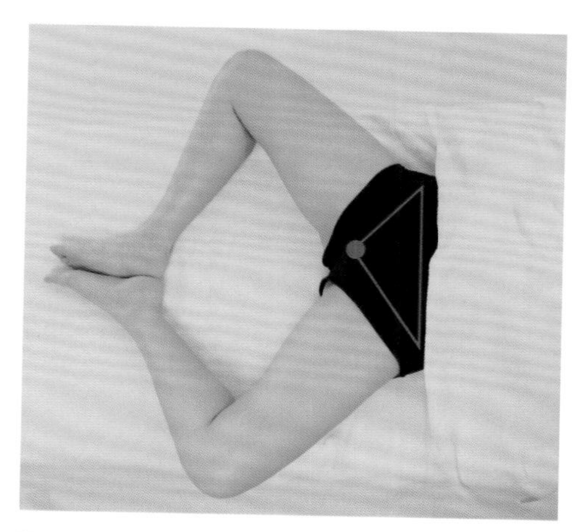

動作 2 操作者站在孕媽咪的腹腔位置，四指合併握起來，在鼠蹊部和恥骨處（相當於陰毛生長的地方）單點打螺旋狀按摩，能放鬆恥骨的壓力。

小提醒：睡前幫自己按摩私密處

STEP 1 平躺，用雙手從鼠蹊部上方，一路往下按到手勾不到的地方即可。

STEP 2 不用特別坐起來往下按，大約按摩 2 ~ 3 回合，手覺得痠就可以停止。

STEP 3 手握拳，用指節從左到右（或從右到左）按摩恥骨及其周圍，相當於穿著內褲時的三角形位置（上圖標示的紅色範圍，紅點為恥骨），注意力道以孕媽咪可接受即可，此部位較敏感，切勿太用力。

“ 小百科 ”

黃體素與鬆弛素可以讓骨盆的韌帶變得又鬆又軟，後續比較好生產，但鬆弛素發揮作用，韌帶放鬆後，骨盆支撐力變差，附近的肌肉要負擔的重量更多。有婦產科醫師就建議孕媽咪孕前做重訓或骨盆底肌訓練，以強化肌力，避免負重太久引發疼痛或發炎。

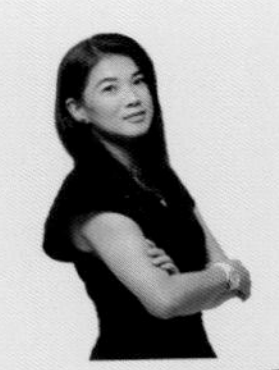

注意事項

常有孕媽咪問我：「懷孕愈後期，恥骨愈痠，甚至舉步維艱，該怎麼舒緩？」這就是腹股溝痠痛和恥骨聯合分離痛所引起。

按摩或熱敷腰臀

有些人從孕中期開始就會出現腹股溝痠痛，因為子宮擴大的過程中，會拉扯兩側的圓韌帶；恥骨聯合分離痛原因則與前面相同。兩者的緩解方式差不多，孕媽咪可以側臥按摩腰臀或熱敷臀部，如果非必要，減少出遠門或站太久、久走，要多臥。

伸展運動減輕腰椎壓力

另外鬆弛素讓身體的韌帶變得比較鬆軟、支撐力變薄弱，加上體重增加，都對腰椎造成壓力。我建議可做伸展運動或按摩，讓肌肉保持彈性，並避免維持同一個姿勢太久；如果有需要，也可以諮詢醫師，使用托腹帶減輕後腰的壓力，分擔寶寶的重量。

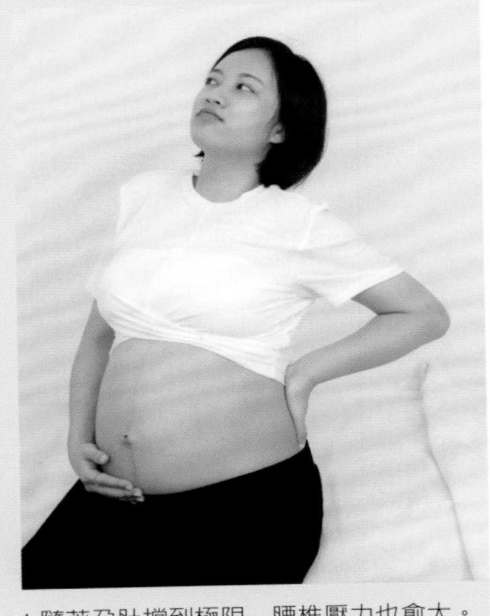

↑隨著孕肚撐到極限，腰椎壓力也愈大。

2 自己按摩小腿腓腸肌，緩和抽筋腫脹感

抽筋的部位幾乎全身都會發生，像是腳趾頭、臀部、後背或腋下胸部側邊都有可能，最常見的是在小腿的腓腸肌，稱為「腓腸肌痙攣」，可按壓腓腸肌下方的比目魚肌來舒緩，降低再抽筋頻率。

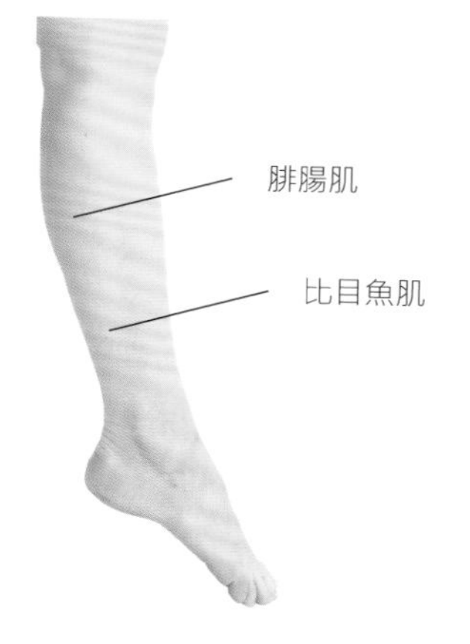

↑ 腓腸肌、比目魚肌位置示意。按摩是在抽筋部位的上下，不是按抽筋部位，力道過度，反容易造成再次抽筋。

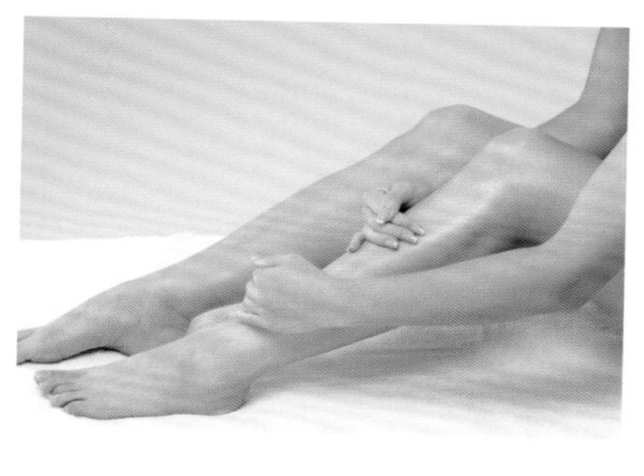

動作 1 坐著，雙手塗上精油，均勻地從上到下塗抹在小腿上。

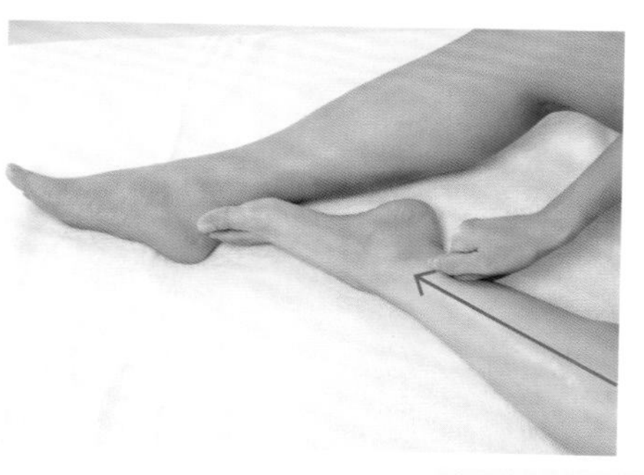

動作 2 抽筋的腿呈 7 字形彎曲，手握拳，以指節按摩小腿肚，舒緩抽筋或水腫。

TIPS
- 按摩小腿肚內側的比目魚肌。
- 由上往下按到腳踝約 3 到 5 次。

小提醒：正在抽筋的部位不能按

正在抽筋的部位，不能直接按摩，要改按其他肌肉群，避免原本抽筋處反覆抽筋。另外：

☑ 按摩力道必須比平常更輕緩，忌諱敲、打。

☑ 舒緩抽筋的按摩精油，不宜用化瘀類，如含有冬青成分。有些中藥材或植物可以幫助子宮的氣血循環，但孕媽咪本身已有出血情況，恐導致惡化。

3 腿呈 7 字形按壓，緩和腳水腫抽筋現象

腿部肌肉長期承受大肚子下壓，造成肌肉疲勞、組織液難以回流，經常發生水腫或半夜腿抽筋，適度按摩腎經經過的腿部，減少水腫和抽筋發生的頻率。

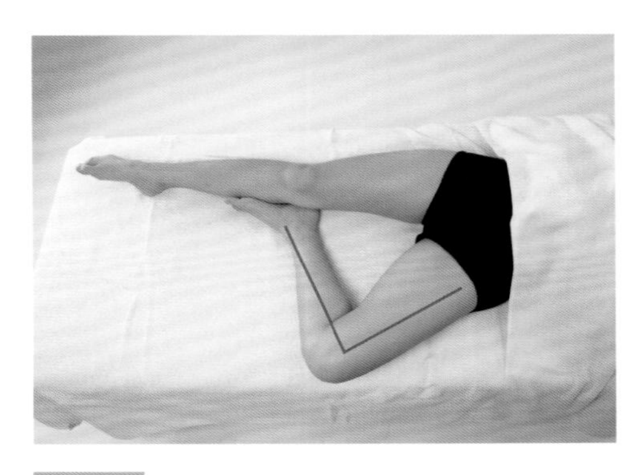

動作 1 孕媽咪正躺，彎曲抽筋的腿成 7 字形，足底部貼在另一打直的腿內側。

TIPS

- 將腿抽筋的膝蓋用毛巾墊或瑜伽磚墊高，高度比心臟稍微高一點，可幫助血液回流。
- 同時讓孕媽咪的腰椎自然放平，不會懸空，按摩時就不會腰痠。
- 腿切勿抬太高，像是伸直腿貼牆，會造成腳麻或過度拉扯韌帶。

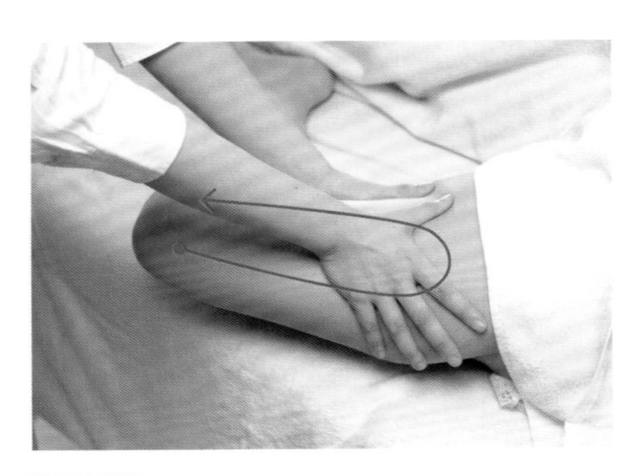

動作 2 雙手塗抹精油，站在孕媽咪的膝蓋外側。用手掌從膝蓋往上到大腿內側按摩。

TIPS

- 按摩姿勢可以右手掌橫著在前、左手掌橫著在後，也可以雙手交疊。
- 上下滑動、來回按摩 3 至 5 次。
- 按摩這個位置，可以舒緩大腿內側的肌肉，讓它不要那麼緊繃。

小提醒：晚睡、重口味讓水腫嚴重

判別水腫與否，可用手指按壓看皮膚會不會立即回彈。有些生活習慣也會影響水腫程度，好比習慣晚睡，又愛吃特鹹、特辣等重口味食物。

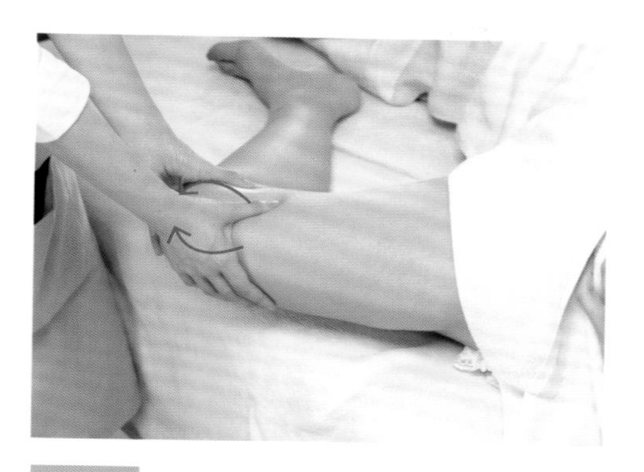

動作 3 在膝蓋髕骨處以雙手拇指畫圈，按摩 3 到 5 次，讓氣血循環順暢。

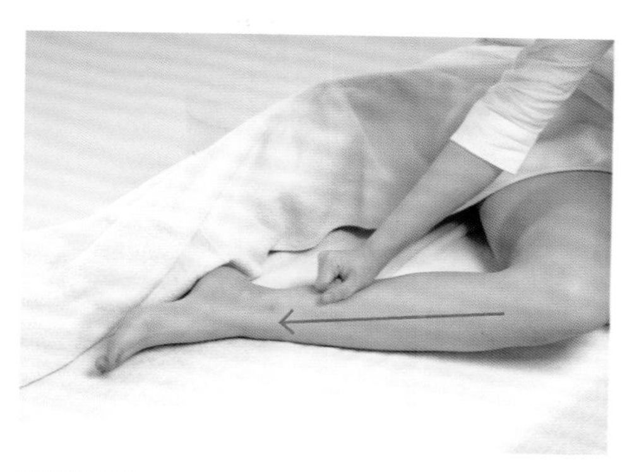

動作 4 換站到孕媽咪大腿外側的位置，用拳頭或單手手掌按摩，由上（小腿肚內側）至下（腳踝）按 3 至 5 次，以舒緩水腫或抽筋。

小提醒：抽筋過度嚴重需醫師治療

據臺北榮總家醫部〈淺談腿部抽筋〉一文，這是因為小腿運動神經單位過度活動，消耗肌肉能量，細胞累積過多鈣離子，導致肌肉快速收縮，抽筋部位如硬塊般又痛又硬。隔天走路特別明顯。

專業芳療師可協助舒緩抽筋痠痛，但如果太嚴重或頻率過高，建議仍須找醫師或物理治療師進行診斷。

隨堂筆記

4 另一半協助按摩腿、腳，舒緩之外拉近感情

抽筋來襲通常快又急，又好發在半夜。另一半或家人，瞭解孕媽咪的狀況，可立即協助處理，舒緩肌肉，將抽筋發生的間隔時間拉長，減緩發生頻率。

再者，因為抽筋不分懷不懷孕，那種抽痛感會令你半夜痛醒，一般人這一招也可學起來，以便不時之需。

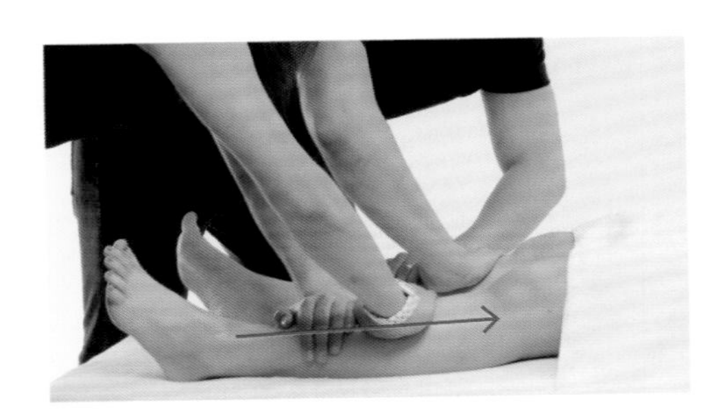

動作 1 孕媽咪正躺，兩隻腳伸直。操作者右手掌在前，左手掌緊跟在後，從踝關節往上按到膝蓋。

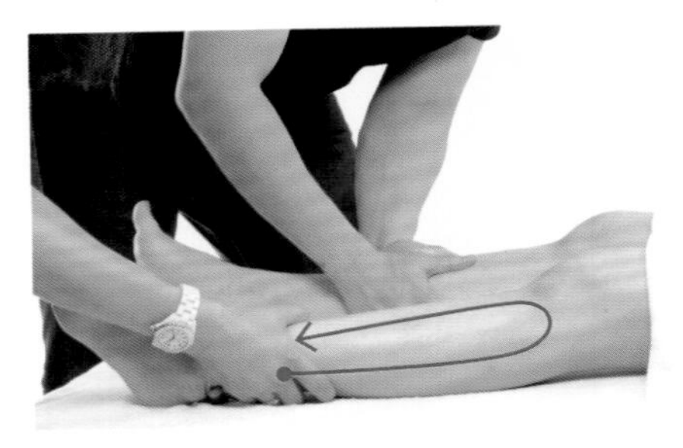

動作 2 按到膝蓋後，手掌順著膝蓋畫一圈，雙手握著孕媽咪的小腿，往下滑回踝關節。

TIPS
- 重複動作 1、2 共 5 次。
- 在關節處力道要放輕，按摩節奏配合孕媽咪呼吸

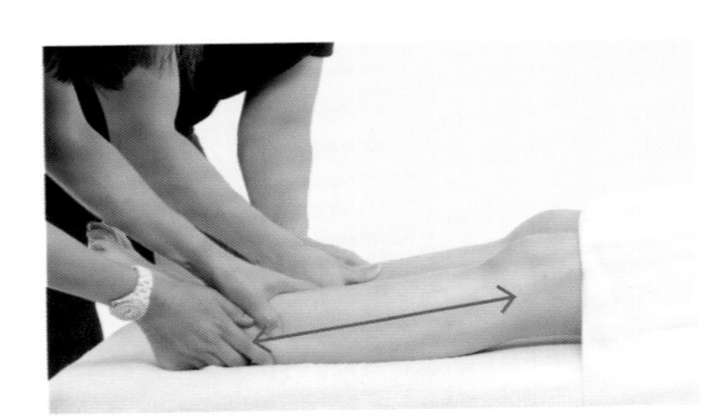

動作 3 雙手握住孕媽咪的腿部，雙手大拇指併在一起，從踝關節往上按摩脛骨邊的肌肉。按到膝蓋下緣時，雙手握著孕媽咪的小腿往下滑回踝關節，重複動作 5 次。

小提醒：吃香蕉有助穩定神經系統

香蕉富含鉀和鎂，有助於穩定神經系統和維持血壓，可白日食用或適當地照射陽光補充。假如對香蕉過敏，則應詢問醫生或營養師建議補充哪些食物，以減少抽筋。

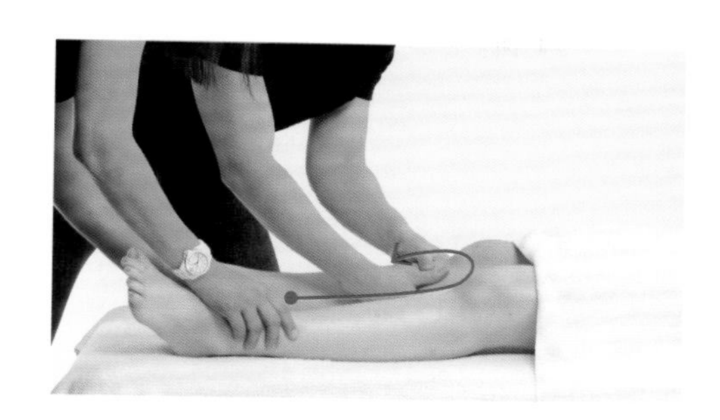

動作 4 雙手大拇指併在一起，按摩小腿內側肌肉。從下（踝關節）到上按摩到膝蓋側邊，順著膝蓋畫圈後，往下沿著小腿內側下滑回踝關節，重複 5 次。

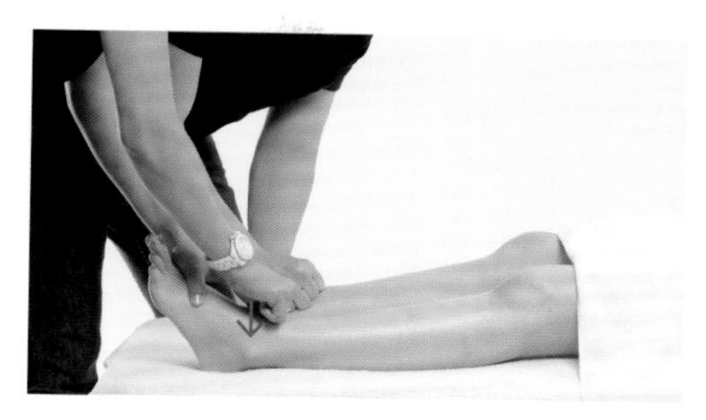

動作 5 將孕媽咪的腿扳回正面，按摩操作者手握拳頭，利用指節在踝關節處韌帶，左右滾動按摩 5 次。

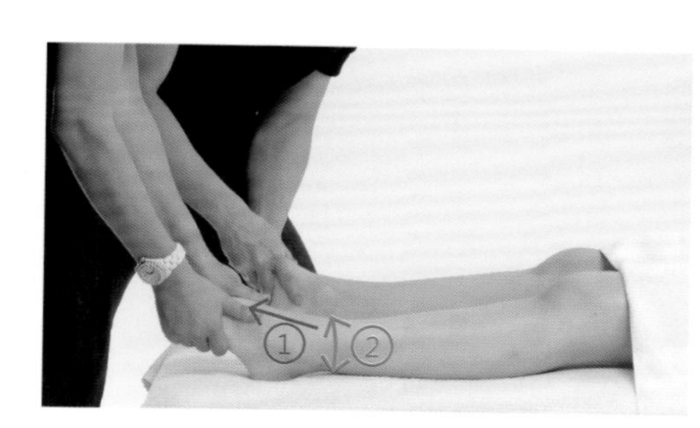

動作 6 雙手抓住孕媽咪的腳掌，從踝關節處往下順到腳趾，用大拇指輕撫，把腳氣腫往外代謝出去；最後再用大拇指在腳背靠近踝關節的韌帶，往左右撥開般地按摩。

TIPS

- 以上 6 個步驟做好後，換按摩另一隻腳，重複同樣動作。
- 按摩時間約 10 至 20 分鐘。

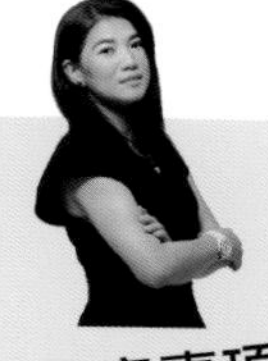

注意事項

腳趾頭也是很容易抽筋的部位，發生時腳趾會呈現打結、兩隻腳趾交疊在一起的狀態。緩解方法如下：

Step 1：先將抽筋的腳趾頭掰開，等抽筋現象緩解，再從腳踝往腳趾縫按摩。

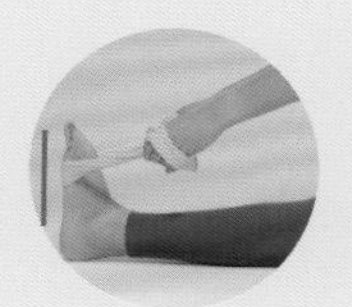

Step 2：可以直線方向往腳縫按，也可以用打螺旋的方式往腳趾頭方向按。

Step 3：若無人幫忙，可用毛巾套住抽筋的腳板拉直自救。

5
另一半撫觸按摩肚皮，與寶寶互動提升安全感

在懷孕第 8 週時，胎兒的觸覺就已經出現，最終後期近乎發展完備。另一半幫孕媽咪按摩肚皮時，跟胎兒說話，讓他聆聽外界的聲音，有助於親子建立親密關係。

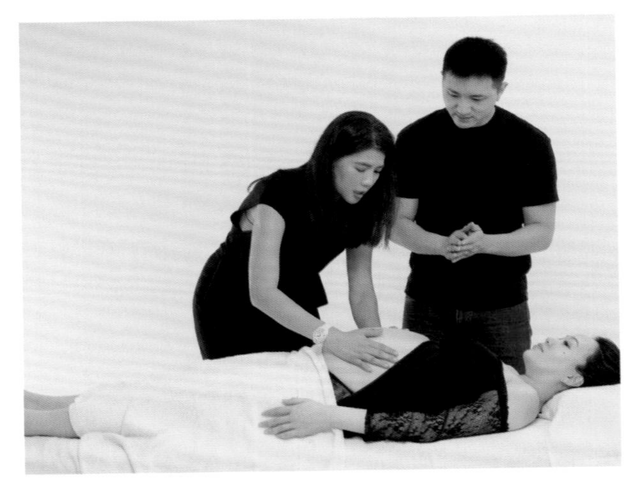

動作 1 孕媽咪正躺，操作者雙手塗抹精油，均勻塗在孕媽咪的肚皮上。

TIPS

- 過程中可以跟胎兒打聲招呼：「寶貝，爸爸（或家人的名稱）要來幫你按摩囉！」
- 速度放緩，邊和胎兒對話互動。

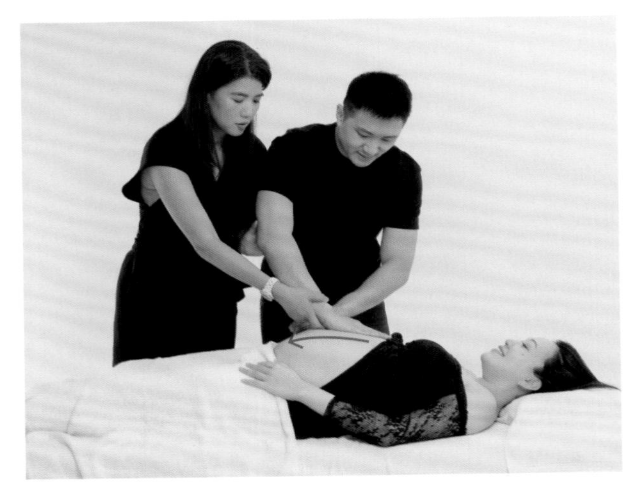

動作 2 站在孕媽咪的右側，用手掌從橫膈膜下方，沿著肚皮往下按到肚臍，按摩 3 至 5 次，可以舒緩胃脹氣。

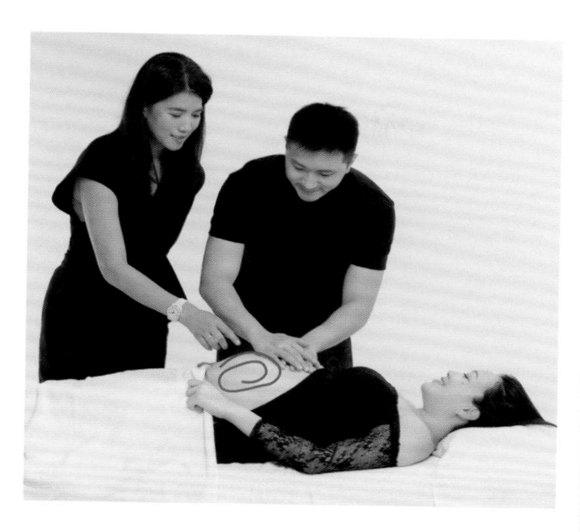

動作 3 兩隻手掌交疊，在肚皮順時鐘畫圈 3 到 5 次。這樣按摩就如同在跟胎兒玩，讓羊水有波浪感，像在做 SPA。

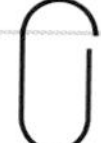

小提醒：
速度太快胎兒會緊張

按摩時，手指要併攏，雙手服貼孕媽咪肚皮，不然效果會打折。速度太快會讓胎兒覺得緊張、焦慮，緩慢點比較有安全感。

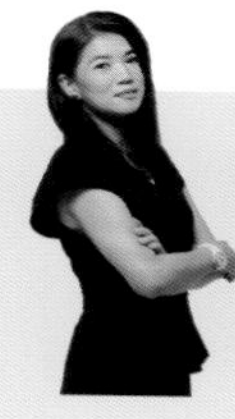

NOTE

同住家人可第一時間幫助舒緩

尋求受過專業訓練的孕婦按摩師協助，當然是最好的方法，但依我多年經驗，發現能立即幫助孕媽咪的同住家人、另一半，才是神救援。

我曾遇過一個爸爸非常認真和貼心，會陪同太太到店裡按摩，並拿出紙筆記錄，也會針對過去這兩週發生在太太身上的問題，請教我如何緩解等。深刻體會到最好的孕媽咪按摩師就是另一半或同住家人。

所以我也積極推廣教伴侶或同住家人的按摩手法。透過按摩，讓夫妻感情升溫，與胎兒的親密關係可以從孕程培養到產後。

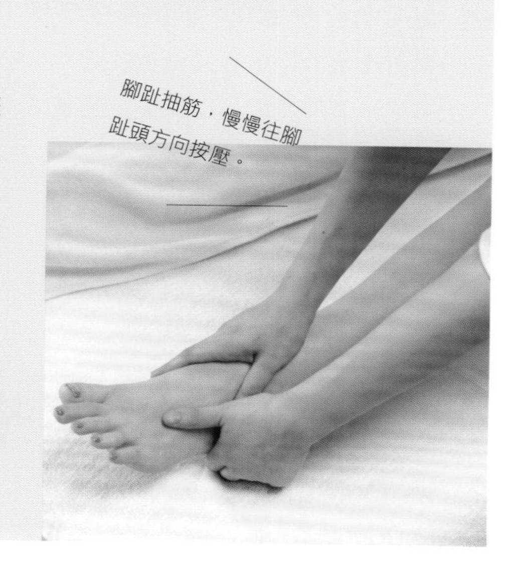

腳趾抽筋，慢慢往腳趾頭方向按壓。

6 後背按摩，緩和肚子大引起肩胛僵硬抽筋

寶貝「退房」時間如火如荼倒數，孕媽咪肚子和胸部亦愈來愈大，肩胛長時間負重也會引起痠疼、僵硬或抽筋，自己很難按摩肩胛，得靠旁人按壓後背部脊柱旁兩側舒緩不適感。

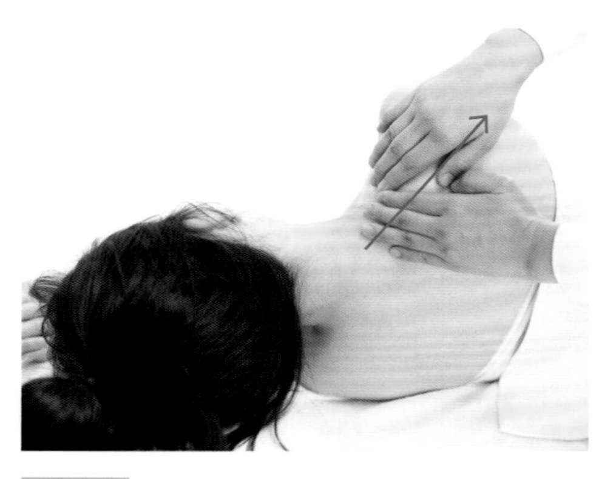

動作 1 先側躺，側躺的那邊抱著月亮枕，以平均全身重量，手自然放鬆垂下。操作者位於孕媽咪的背後腰側，手塗上精油，先按肩膀，由頸椎往肩關節的方向施力。

TIPS

- 動作按的位置是肩膀和整個後肩胛。
- 用雙手大拇指或手掌交替往外推 5 至 8 次。
- 在肩關節處力道要放輕。

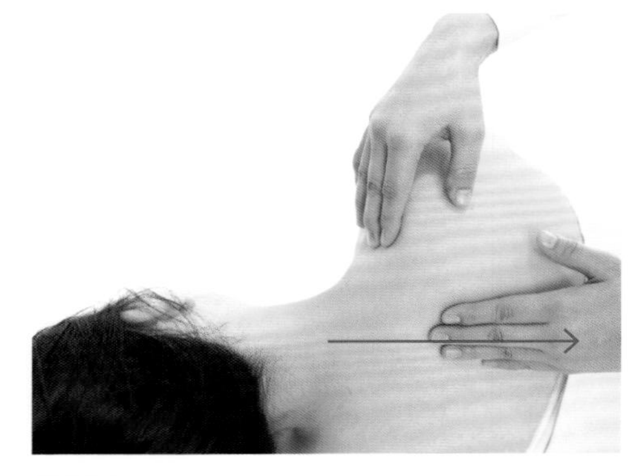

動作 2 再從脖子與肩膀交接處，由上斜方肌往下按到中斜方肌 5 到 8 次。

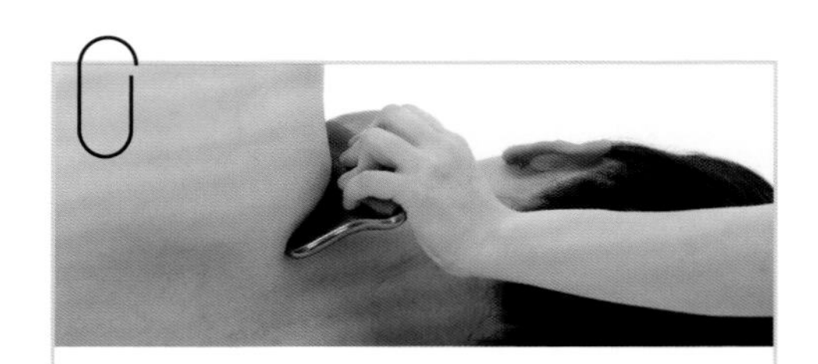

小提醒：
手掌、工具按摩不怕痛

有些人很敏感，一丁點力道便嫌痛，可試用按的深度較淺的輔助工具或手掌來按摩。

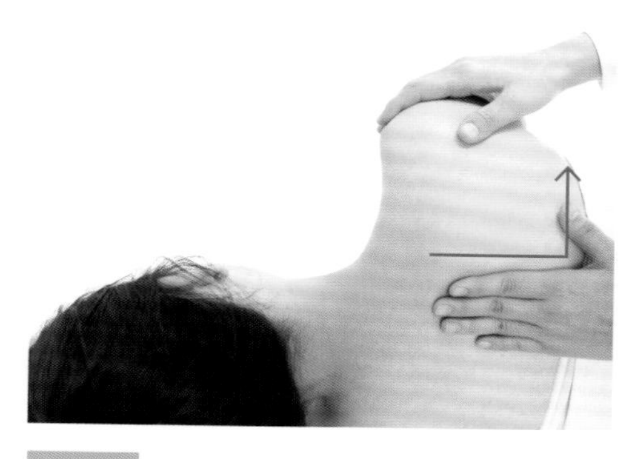

動作 3 肩胛骨下方呈 L 型，順著這個 L 型骨縫，往身體側邊按摩 5 到 8 次。

TIPS

- 靠近身側時力道放輕。
- 有些孕媽咪會怕癢，按摩時，節奏可放慢。

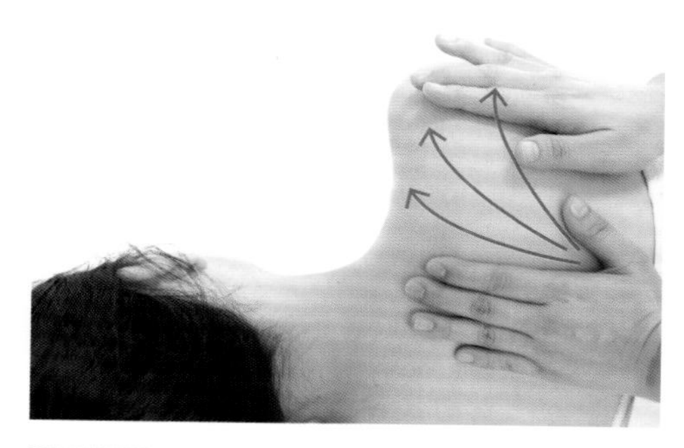

動作 4 以散形（如圖標示）從肩胛骨往肩膀方向外推 3 至 5 次。

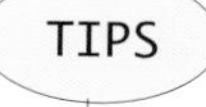

- 按摩時不做穴位定點下壓。
- 順順地往肩膀方向推出去即可

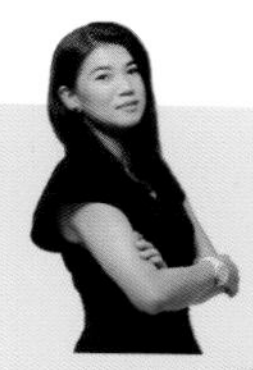

注意事項

肩胛抽筋的部位較特別，是在後背部脊柱旁兩側，有些孕媽咪可能在孕前肩頸就屬於僵硬型，或本身有一點脊椎側彎，因此，孕期中常無法維持同個姿勢太久，或睡覺的姿勢沒有變化，也容易後背抽筋。這裡的按摩要留意：

☑ 順著穴位滑過不下壓

頸肩位置等同人的第二顆心臟，不宜定點施力，否則會引起宮縮，這也是為何懷孕初期不按肩膀，多以頭部按摩為主的原因。記得不要直接下壓按穴位，順著滑過即可。

☑ 忌用筋膜槍

用筋膜槍按摩很舒服，但孕媽咪不行，反而像電鑽鑽牆，令人不得安寧，養胎過程會受干擾。

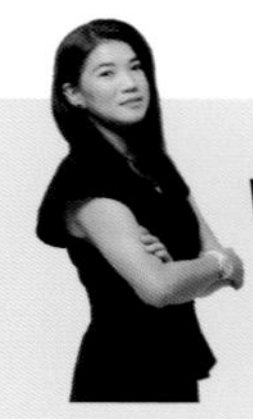

NOTE

後背抽筋可熱敷做貓瑜伽

如果沒有人能幫忙按摩後背時，該怎麼辦？有下列數種方法可緩解。

作法 1：熱敷

當後背抽筋，先起身坐起，等待抽筋現象緩和後，用熱敷墊熱敷。孕媽咪體內有胎兒，行動不便，不適合自己來回端水，熱敷墊最好經常備於床邊，需要時馬上就能使用。

作法 2：手部伸展毛巾操

當感覺背部抽筋或前胸悶時，可雙手交叉伸直、手握毛巾打直微彎，或者雙手曲起墊於後腦勺，微往後仰停頓數秒，這 3 組動作有助鬆緩背部肌肉。一般人覺頸肩緊時，也能用來施展筋骨喔。

作法 3：孕媽咪貓瑜伽

睡前可以先做瑜伽的「貓式」 3 到 5 回合，一次維持 30 秒。先在地板鋪上瑜伽墊，雙手與肩膀同寬撐住上身，雙膝跪地，大腿垂直於地板，下背放鬆，下巴微抬，有助於打開胸腔、放鬆緊繃的肩頸和背部，盡量來降低抽筋頻率。

與一般貓式有點不同的是，孕媽咪有個大肚子，在做貓式時，建議盡量將肩胛往地面貼，能有效伸展背部和釋放壓力。

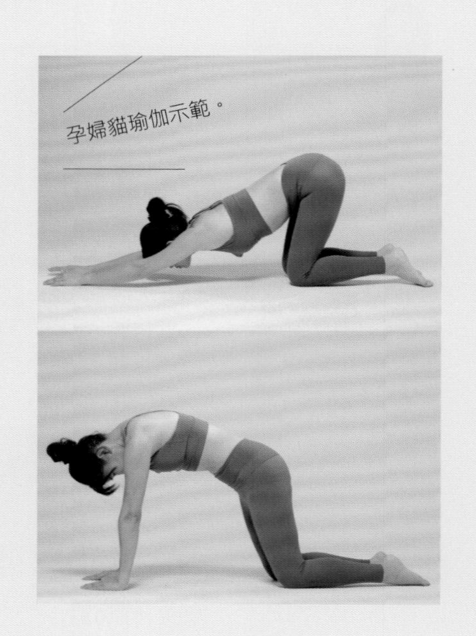

孕婦貓瑜伽示範。

隨堂筆記

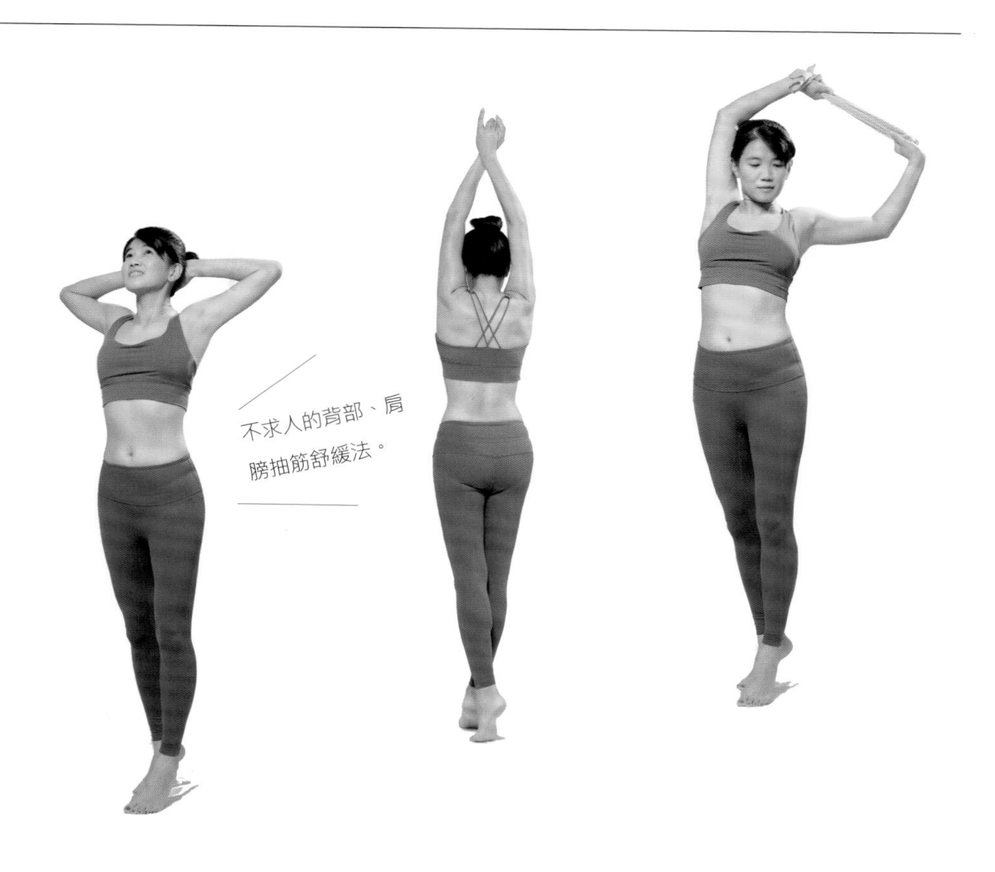

不求人的背部、肩膀抽筋舒緩法。

Chapter III

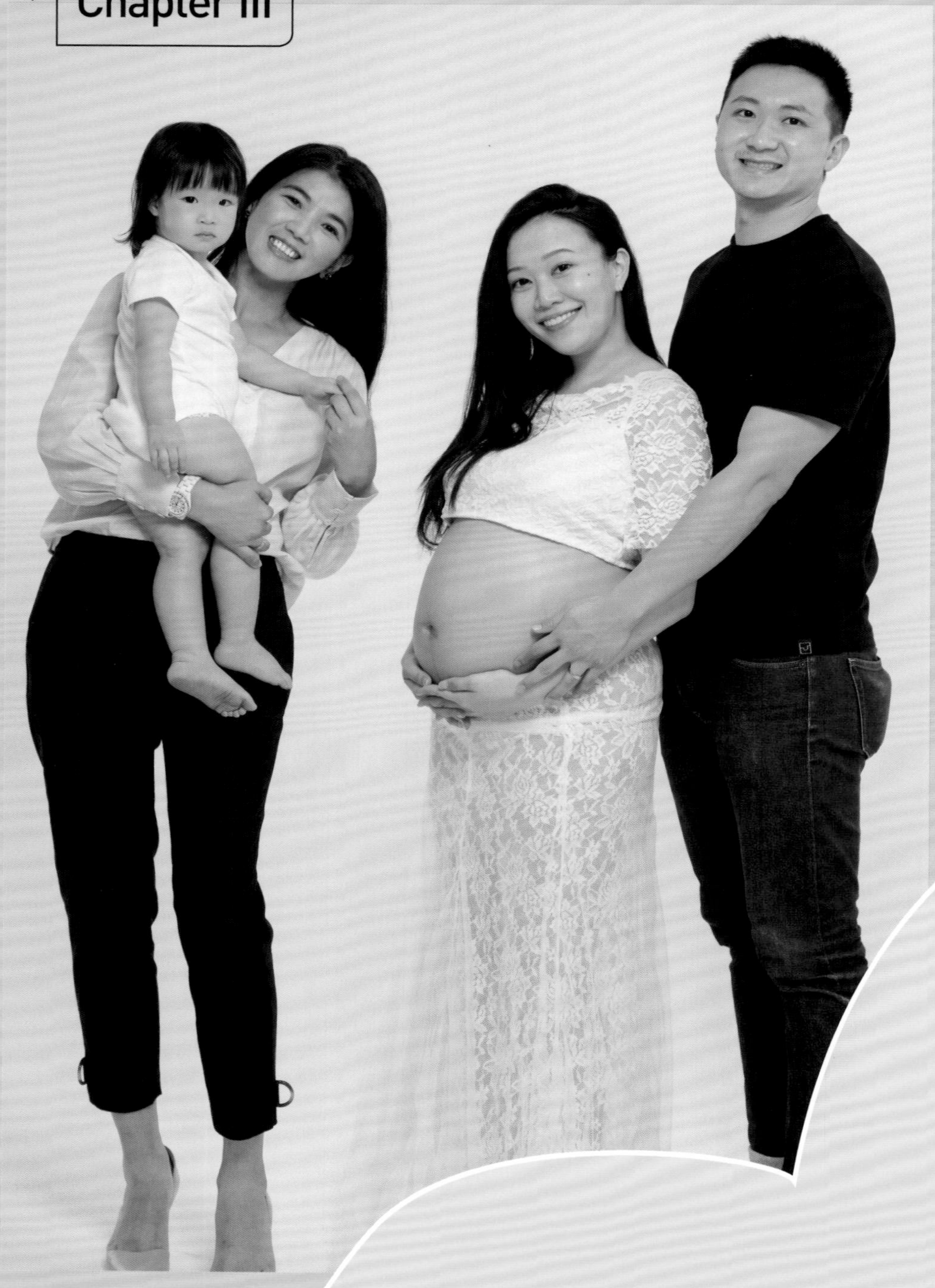

媽咪美麗加倍！把握產後黃金修復45天

長輩總說月子沒做好，未來毛病一大堆。剛生下寶寶，從孕媽咪轉變成新手媽或是多寶媽，整天全心投入育兒工作，自己獨享時間恐怕只剩洗澡這短短時刻。自己的生理變化也和過去大不同，有人會漏尿、頻尿，鬆軟肚皮喪失彈性回不去，身心多重疲憊。想恢復到往日風采，不是只有坐月子那30天，而是要把握產後黃金期45天，透過按摩與伸展輔助調理，修復傷口釋放壓力。

Concept 1

產後坐月子，45至60天黃金修復期

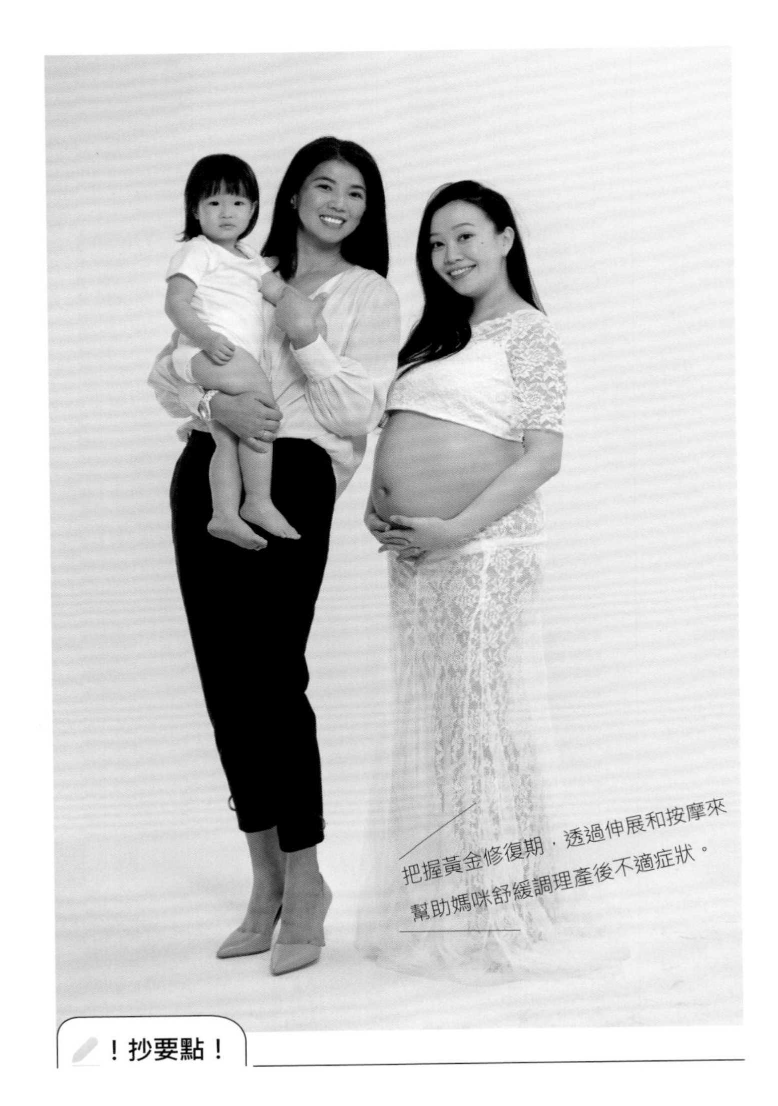

把握黃金修復期，透過伸展和按摩來幫助媽咪舒緩調理產後不適症狀。

！抄要點！

√ 產後除了要瘦身，產婦身體更要注重保養，讓傷口復原，排出惡露，儘快恢復體力。

√ 修復概念：適度伸展運動與按摩可以釋放身心壓力，媽咪最佳修復期為產後 45 到 60 天，可按摩各部位，特別是孕期不能碰的胸部和腋下，這時都可進行。

√ 物理訓練：訓練鬆弛的骨盆肌，以防漏尿。

相信有生過孩子的、沒生過的也該聽長輩們提及，坐月子對女人來說極其緊要，有些禁忌碰不得，否則吃虧是自己，但西方人鮮少在乎坐月子，生完小孩隔天都在喝冰咖啡，我們還會被禁止碰冷飲，這彷彿只有東方華人才有的「習俗」、「慣例」。坐月子真的有那麼非得必要？

月子迷思，不能洗頭吹風、四處亂跑？！

我剛生完女兒的時候，爺爺語重心長地對我說：「這女人啊，坐月子就要乖乖地待在房間裡，不要亂跑，就連洗澡、洗頭也最好不要。」我問爺爺：「為什麼女人生產後，不能亂跑，一定要坐月子呢？」他說：「生孩子的過程，身體會大量出血，身體有一個破口，就像一塊髒血。因為是髒血，不能見天，見了天，天會處罰妳，小孩就會哭鬧不停，也因為有破口，所以要好好躺著，休養生息。」

聽起來是不是荒謬中帶了一點道理？我坐月子的時候，偷跑出去喝下午茶、到公園散步。我婆婆還騎車帶我出門洗頭，我天真回：「不是不能吹到風」？最後是我婆婆用輕便雨衣幫我包起來，只露兩隻眼睛，穿戴完整出門洗頭。畢竟好幾天沒洗頭，真的很難受。

有像老一輩提到的患「頭風」嗎？並沒有。我的孩子都已經長到 16 歲了，長輩流傳的月子迷思也沒有被百分百應證。

飲食適量就好，心情好壞，是影響坐月子品質關鍵

另外，有人說坐月子就是要吃幾斤的酒、麻油，一天五餐要吃很飽，但未必，適量即可，現在與過去飲食條件已大不同。我覺得最重要的是保持心情愉悅，吃得下、睡得好，奶水才充足，恢復也快。

坐月子目的在靜、養，把握關鍵時間，恢復體力

最重要的是生孩子時，身體確實會有傷口，剖腹的痕跡、自然產時會陰與肛門的撕裂傷，過度拉扯會影響傷口復原；產後得面對惡露排出乾淨，子宮下垂影響到泌尿系統等等，媽媽們確實得好好休息。利用坐月子的時間，安靜休養把流失的體力給補回來。

Point 1

掌握黃金修復期，訓練骨盆底肌防漏尿

網路上很多訊息都在談產後如何瘦身、怎麼吃才能快速變苗條，但是我要說的，不是這些話題，而是婆媽和網路很少教的事── 產後修復。我參考了古人智慧，再結合現場工作經驗，內化出產後 45 到 60 天是媽咪修復黃金期，這段時間要注意哪些事，而產婦該如何把握時間保養。

修復 1 子宮鬆弛，收縮回復有時效性，要產後立即進行

胎兒待在媽媽肚裡，歷經 10 個月漸漸把子宮撐得像皮球一樣大，也慢慢將媽媽的臟腑如胃往上擠，把腸往旁邊或下面擠壓到其他部位，為的就是騰出空間讓胎兒成長。等到寶貝呱呱落地，子宮如同橡皮圈，被拉撐 10 個月後，突然鬆開，瞬間回不去最初彈性。

想讓子宮復原大約需要 4 到 6 週時間，所以護理師都會教產婦的先生或同住家人，要幫產婦按摩子宮促進收縮，排出殘留胎盤與胎膜組織，以及血塊等，以恢復原本拳頭大小，回到原位置。

因此子宮收縮按摩是有時效性的，必須在產後立即實行，否則容易有產後肚。

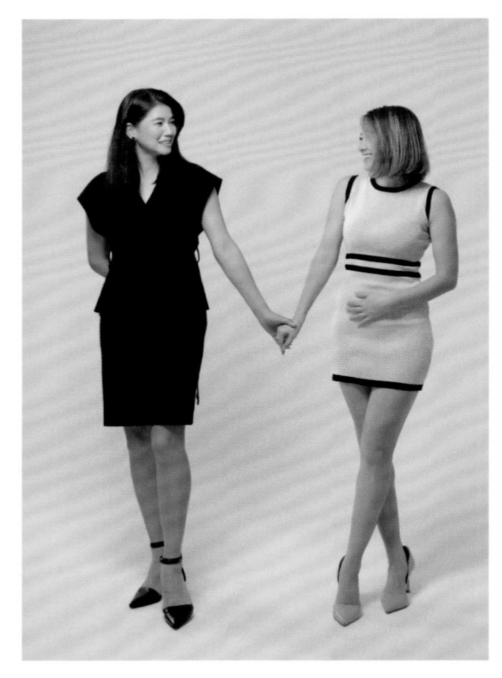

↑ 坐月子是女性修復生理機制的關鍵期，坐得好，未來煩惱少。

修復2 骨盆底肌鬆弛，產後容易腰痠漏尿漏便，物理訓練肌耐力緩解症狀

胎兒不只將子宮撐大，包括我們的髖關節也因懷孕生產被拉鬆，為何產婦會被說生後臀部看起來很大，原因便在於此，誠如髖關節是微可動關節，會慢慢恢復，包含子宮在內，這些都需要時間回復調理。

除此，寶寶還會把媽咪肚皮的肌肉撐開，造成腹直肌分離和骨盆底肌鬆弛。腹直肌分離是產後結締組織沒能順利回縮，導致腹肌無力、小腹凸出或消化不良；骨盆底肌鬆弛則會衍生漏尿、腰痠等症狀。

如果孕前、孕後沒有好好訓練骨盆底肌，產後就容易漏尿，長期忽視未處理，嚴重者還可能衍生產後10多年發生漏便。

骨盆底肌訓練復健，減緩漏尿機率發生。

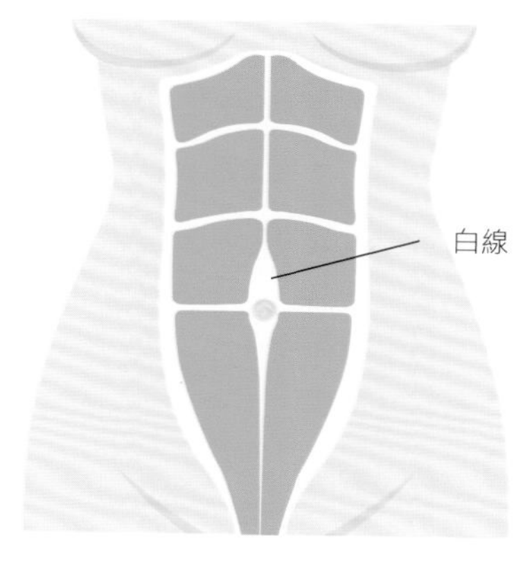

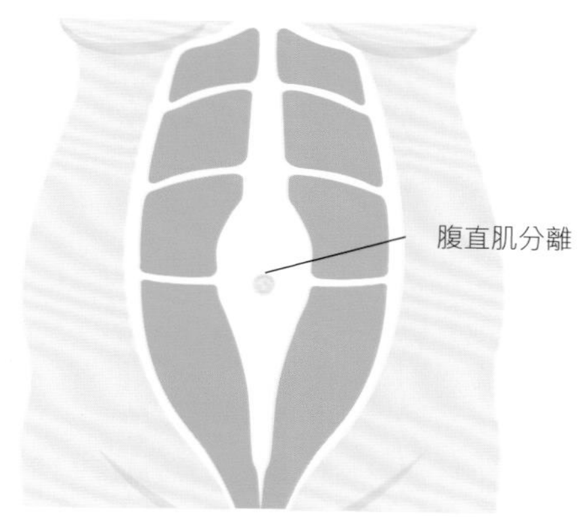

↑ 上為正常腹直肌狀態，下方因懷孕，中間被稱為白線的結締組織擴張到撐開，產後若沒能順利回縮，則容易腹肌無力、小腹凸出。

小提醒：子宮收縮劑防產後大出血

生產時子宮會自然收縮協助分娩，排出胎盤，同時發揮止血作用，避免產後大出血。特別是高齡產婦易收縮不良，因此有時候不論是自然產或剖腹產，醫師都會開立子宮收縮劑和止血藥，來幫助子宮收縮。但須注意收縮劑勿與生化湯同時服用，避免惡露排不乾淨。

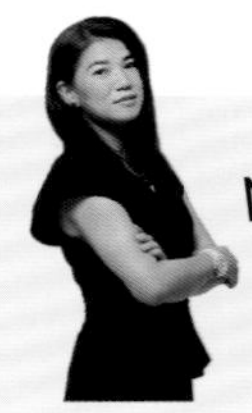

NOTE

骨盆肌訓練

說到漏尿、漏便，很感同身受，我產後因為漏尿頻繁，就醫時，醫生告訴我，在懷孕的過程中，胎兒太大，導致產後子宮會有一點下垂，加上距離膀胱很近，所以只要一打噴嚏、咳嗽或大笑就會漏尿。明知道有尿意，卻無法忍住，像尿失禁一樣，在跑步或跳繩的時候，更明顯，這可透過物理治療 — 骨盆肌訓練，來緩解。更年期女性有這方面困擾的，亦可使用。

步驟說明

STEP 1 躺在瑜伽墊或床上，手部貼地面。

STEP 2 膝蓋併攏，夾緊骨盆底肌，慢慢把臀部抬起來，數 1 至 5 下。

STEP 3 腹部要感覺到用力，摸起來硬梆梆，動作才正確，每次維持 12 至 14 秒，每天做 2 次。

注意事項

骨盆底肌操目的不僅訓練腹直肌，減少腹直肌的肌耐力流失，同時也能讓骨盆底肌的肌耐力提高，預防甚至緩解漏尿。但這只能產後才能進行，孕媽咪千萬別孕期就想提早預防復健，就為防頻、漏尿。

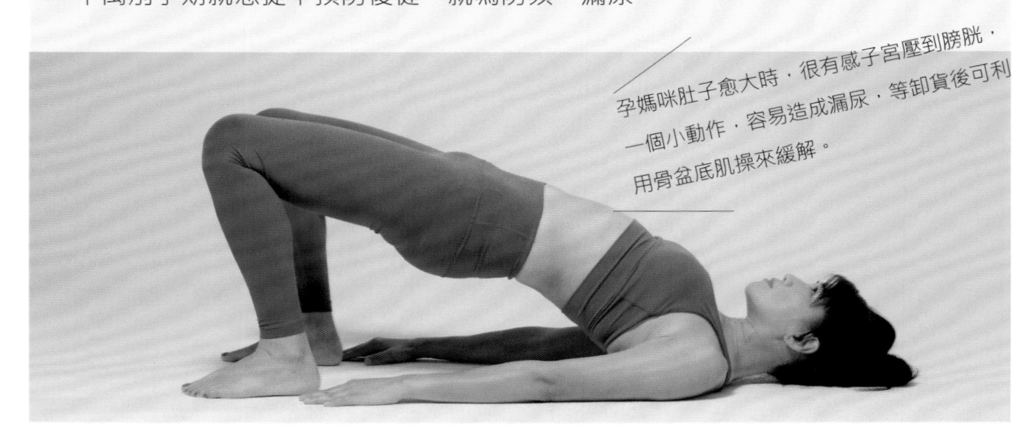

孕媽咪肚子愈大時，很有感子宮壓到膀胱，一個小動作，容易造成漏尿，等卸貨後可利用骨盆底肌操來緩解。

Point 2

修復傷口釋放壓力，拒絕產後憂鬱

自然產時會造成陰道口自然撕裂傷，產科醫師為讓媽咪陰道口撕裂傷日後好癒合，通常會將會陰部剪開，生產後進行縫合，大約需要1週時間左右，讓傷口逐漸消腫癒合。剖腹產因在肚子有開刀傷口，相對自然產的恢復期較久。不管哪一種，前1週疼痛感最劇，有些氣虛的，還難下床走動，小小翻身怕會拉扯到傷口，又要擔心發炎問題。同時乳房也會脹奶分泌乳汁，胸部會有脹痛感。媽媽沒好好休息養傷口，會間接影響到情緒，形成另一壓力鍋，一開就炸。

修復1 容易產後憂鬱，釋放壓力，建立照顧新生兒的信心

在懷孕或生產過程，身心已經累積了不少疲勞和壓力。新手媽咪產後要顧自己身體，同步照顧剛出生嬰兒，若身邊沒有好隊友的話，媽咪真的會崩潰。家中長輩這時候又不斷出意見，都容易讓產婦身心俱疲，進而焦慮或憂鬱。坐月子期間不僅沒辦法好好吃、好好睡，可能會影響乳汁分泌量。反觀，如果能讓身體和心理好好地休息，獲得家人的支持，之後在照顧方面也會比較有信心。

修復2 儘速修復生產撕裂傷口，最需安靜休養，回補體力

產後黃金修復期的另一個重要性，是讓傷口復原，盡快恢復體力。我常聽家中長輩說，「身體流血會大傷元氣」，在生產過程中，媽咪先破水，接著生下孩子，最後生出胎盤，期間會大量流血。如同病人開完刀為什麼要休養？因為身體有傷口、流了很多血，因此，產婦生完孩子需要靜養，也是同樣的原理。

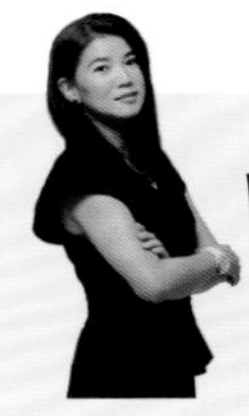

NOTE

自然產泡臀浴　幫助傷口癒合

如果自然產的傷口撕裂傷比較大，醫生會開藥幫助修復，我建議還可以泡臀浴，也就是將私密處浸泡在溫水裡，加速傷口癒合。

需要準備的物品：

☑ 浴盆，直接坐在浴缸內也行。

☑ 水，水量以淹沒私密處即可，水溫約攝氏 35 到 40 度，以不燙傷為主。

☑ 精油，建議取廣藿香精油 8 滴入水中，能幫助傷口快速癒合和消炎。

☑ 其他，把精油直接滴到水裡，會浮在水面上，以下 4 種介質可視個人需要擇一，與精油融合攪拌後，放入浴盆或浴缸。我通常會選用海鹽，比較能快速溶解。

- 白蘭地 1 湯匙
- 優酪乳 1 湯匙
- 海鹽 1 湯匙
- 高粱 1 湯匙

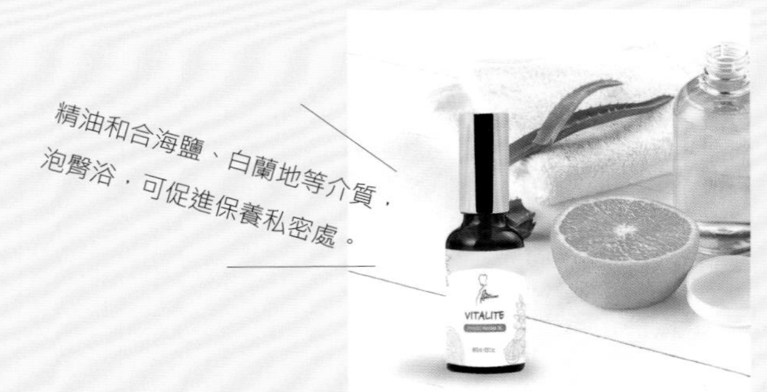

精油和合海鹽、白蘭地等介質，泡臀浴，可促進保養私密處。

時間：

可以在自然產後的第一週就執行，每次浸泡約 6 到 10 分鐘。

注意事項：

如果撕裂傷很嚴重，不確定加入何種配方或藥材，建議先諮詢醫師或芳療師。

隨堂筆記

↑ 懷孕生產對女人來說，每個階段都需極力養護，對自己好也對寶寶好。

Concept 2

按摩修復，經絡調養媽媽與寶寶

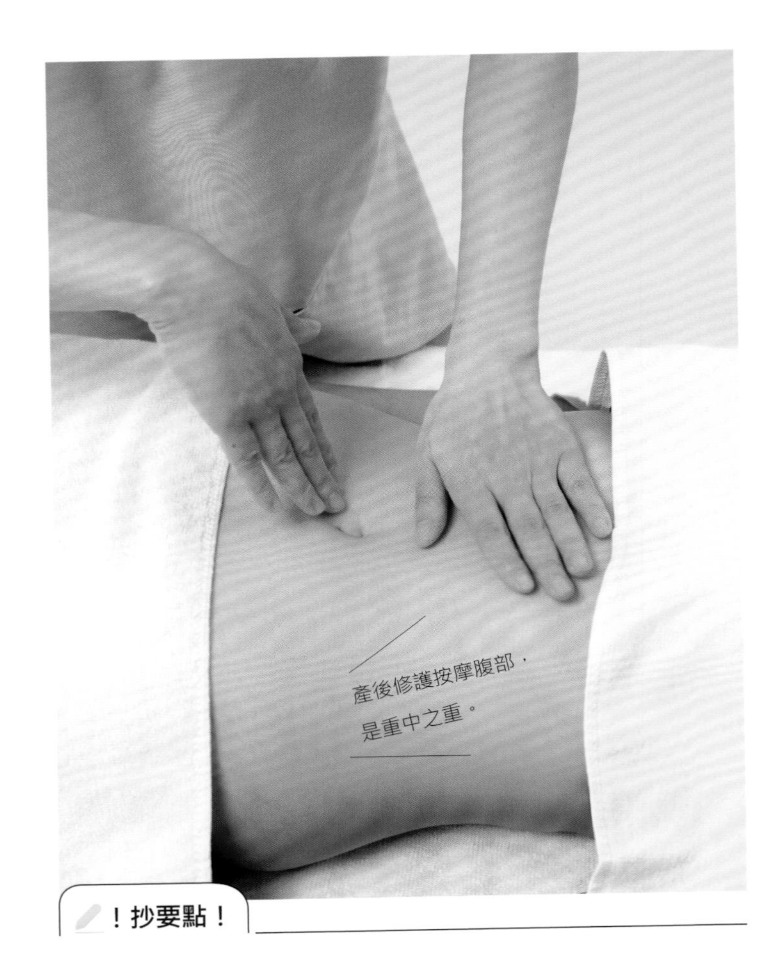

產後修護按摩腹部，是重中之重。

！抄要點！

√ 產後按摩部位幾乎沒禁忌，孕期不能按摩的腋下、胸部，也能放心按壓。

√ 修復概念：心經與小腸經保養，調整產婦體質，供給胎兒營養。

√ 常見症狀與緩解法：（1）脹氣水腫、（2）塞奶、乳腺發炎、（3）媽媽手、（4）頸肩痠疼、頭痛、（5）產後憂鬱等，按摩頭、胸部、手、腹部，腋下等部位，緩解調養回好體質。

為什麼產婦需要舒緩按摩？試想產後將注意力放在寶寶身上，一整天不是餵奶、拍打嗝、換尿布、洗屁屁、臍帶護理等，等寶貝睡了，自己也累癱了。

許多媽咪產後要面對身形和心理的變化，在坐月子這段黃金修復期內，修復按摩有如「神隊友」，讓身體和心理都能獲得良好照顧。

案例分享1 腋下莫名有顆粒，原來是乳腺炎

這是我妹妹的故事。她遠嫁荷蘭，因提前生產，但當地沒有坐月子習慣，多在家休養。我們還來不及趕去協助，有段空窗期，對寶寶時不時哭鬧，感到焦慮慌張，乳汁分泌少，一次只能 20 C.C.。

更發現腋下發現有顆粒感，好像釋迦一樣，這是很典型乳腺炎症狀。後來透過按摩協助疏通，大概過一個多禮拜，腋下顆粒感慢慢消失，乳汁量也比之前多很多。

案例分享2 月子沒做好，情緒焦躁，乳汁分泌少

朋友親戚坐月子期間，一直在處理情緒問題。一邊是月嫂的照顧態度，另一邊是婆婆的處理方式，兩相抵觸，活像三明治夾心，結果弄到最後，婆婆也不想幫忙煮月子餐了，寶寶哭鬧時，月嫂脾性還擺譜，讓她一個頭兩個大。

導致這段時間不只沒有好好吃，有一餐沒一餐，自己瘦成皮包骨不打緊，連帶乳汁分泌不出來，讓寶寶跟著受累，沒有母乳喝。

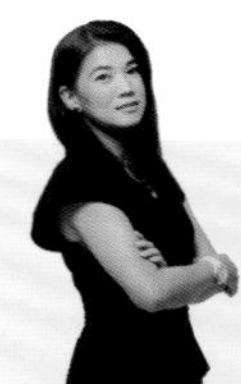

NOTE

產後按摩可提供的協助

- ☑ 預防或緩解媽媽手。
- ☑ 協助乳汁分泌，預防塞奶或乳腺炎。
- ☑ 按摩促進子宮收縮和惡露排出。
- ☑ 早期緩解腹直肌分離症。
- ☑ 幫助體態恢復。
- ☑ 幫產婦一覺好眠，減少產後憂鬱。
- ☑ 消除胃脹氣或便祕。
- ☑ 緩和腰痠、水腫。

Point 1

產後心經小腸經主養，協助媽媽乳汁分泌

前面的篇章提到，女人懷胎 10 個月，每月都有一條經絡幫忙養胎，唯獨 12 條經絡裡的心經和小腸經不在此列，反而出現在這 45 至 60 天的黃金修復期。

媽咪調好身體，才有好營養供給寶寶

心經位於腋下旁手臂內側到小指尖，可以調節情緒，有助於睡眠。小腸經與心經互為表裡，從手的小指尾端，沿著手臂外緣向上到肩胛骨下方，經過脖頸側和臉部眼外角，最後到耳朵前方，主管體液，如胃液、腺液。這也是為何懷孕到 8、9 月，從手臂外側會開始很腫脹的原因。

根據曲黎敏教授在《黃帝內經 胎育智慧》說法，「上為乳汁，下為月水」，也就是「在上要分泌乳汁，在下要固攝月經」，為的是讓產婦坐月子期間，幫助產婦調養與供給嬰兒營養，心經和小腸經在此時便能發揮作用。

按摩疏通排導乳汁，預防罹患媽媽手與乳腺炎

當心經和小腸經不通受阻時，容易頭痛胸悶，肩膀手臂痠疼，分泌乳汁也有影響，而媽媽們這時候最擔心的，無非是媽媽手與乳腺炎。乳腺炎影響範圍從腋下到胸部，兩兩皆經過手的位置，你會發現產後養護的經絡都集中在手部。

所以我們按摩的位置集中手與腋下，重點在於疏通排導，協助媽媽們乳汁分泌順暢，減少媽媽手產生。

小提醒：心情愉悅有助分泌乳汁

坐月子一定要麻油配酒煮，才能有更多乳汁哺乳嗎？這因人而異，但我認為只要保持愉快心情，做好經絡疏通，通常不會影響乳汁分泌量。

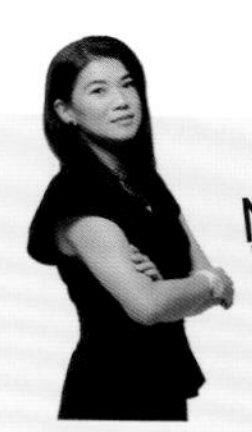

NOTE

產後修復按摩 3 大注意要點

要點 1：按摩空間溫度要偏暖

適合按摩的室溫約在攝氏 26 到 27 度，不能讓產婦著涼，因為產後氣血虛弱，皮膚毛孔和關節被打開，容易有風寒，引發各種疾病。

要點 2：精油避開退奶成分

孕期按摩精油要避開引起宮縮、出血反應成分，產後黃金修復期選用的精油，也一樣有限制。有想親哺母乳的，請避開像是薄荷、艾草成分的精油它們會減少母乳量。

要點 3：按摩時間不宜長、避開刺激宮縮穴位

修復按摩以舒緩為主，在專業人員引導下進行。時間以 30 到 90 分為宜，過長恐引起副作用，如姿勢過久，反會身體痠疼或子宮受到壓迫。另外應避開刺激宮縮的穴位，否則易導致產後出血。

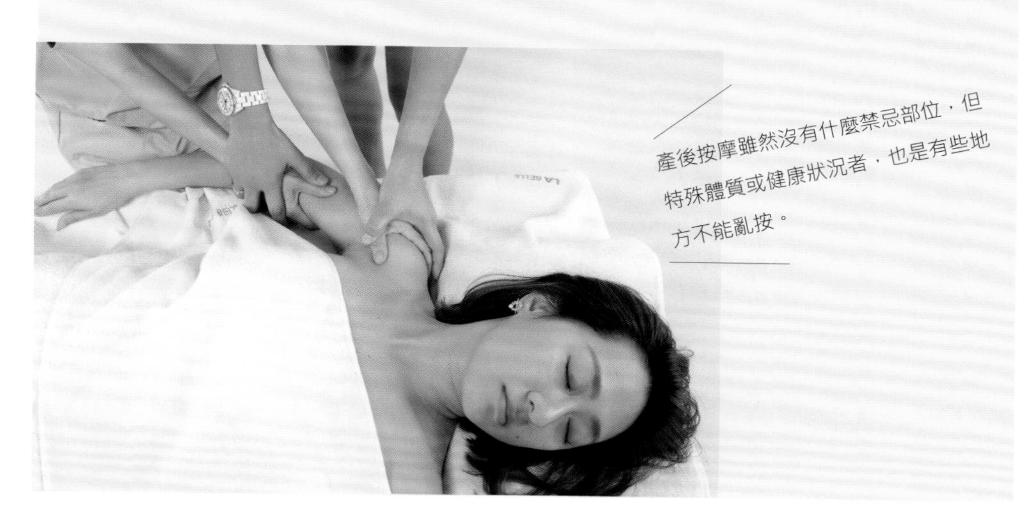

產後按摩雖然沒有什麼禁忌部位，但特殊體質或健康狀況者，也是有些地方不能亂按。

Point 2

關鍵按摩頭面、胸、手、肩膀、腹部緩解產後症候群：塞奶、媽媽手、惡露、脹氣、水腫

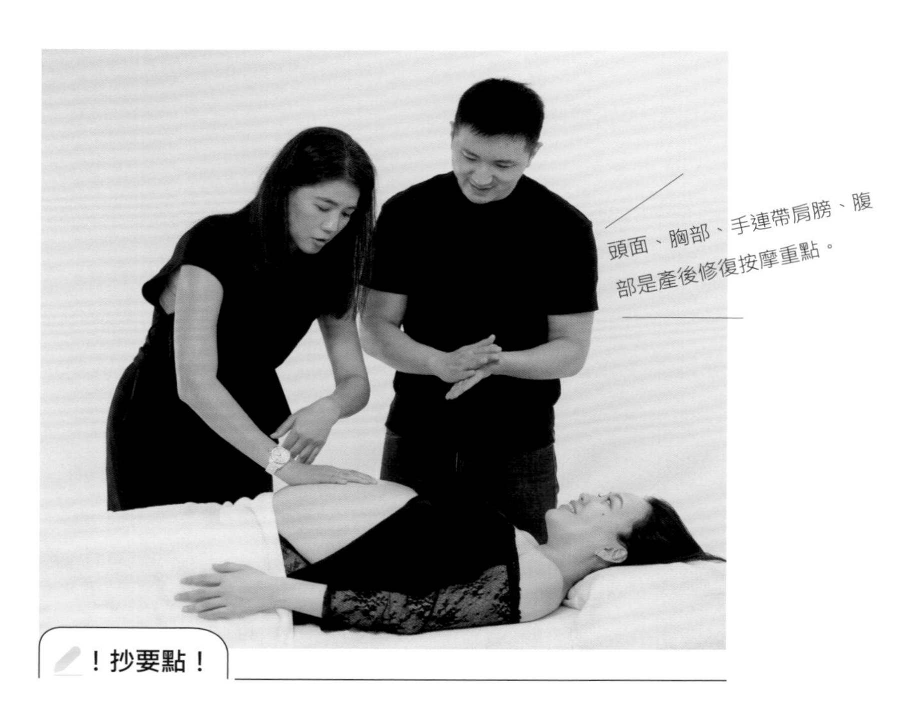

頭面、胸部、手連帶肩膀、腹部是產後修復按摩重點。

！抄要點！

√ 頭面、胸部、手連帶肩膀、腹部是產後修復按摩重點。

√ 剖腹產的媽咪，產後 1 週內不能按摩腹部，否則牽動傷口癒合。

√ 產後按摩胸部好處多，防脹奶還能美胸；多按摩腹部可促進子宮收縮，消除脹氣。

1 手臂按壓告別媽媽手與氣腫

產後手臂容易疼痛無力、發麻，長期抱寶寶後又產生「媽媽手」，手腕靠拇指地方會有腫脹狀況，疼痛感會從拇指延伸到前臂，令人覺力不從心。剛好心經和小腸經都落在手臂，坐月子期間，按摩手部可以預防媽媽手和氣腫。

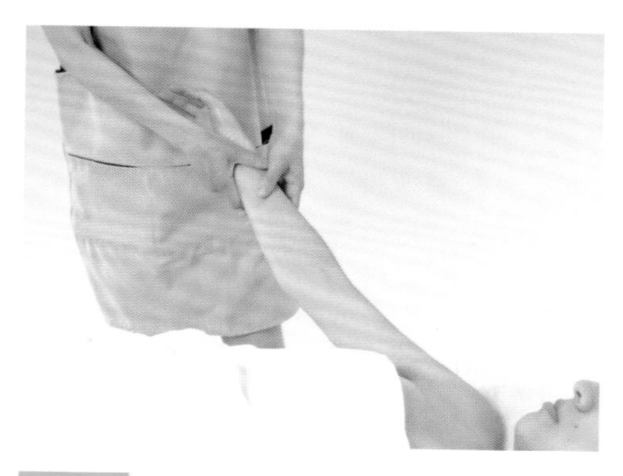

動作 1 媽咪平躺，手臂放鬆。操作者塗上精油安撫媽咪雙手。

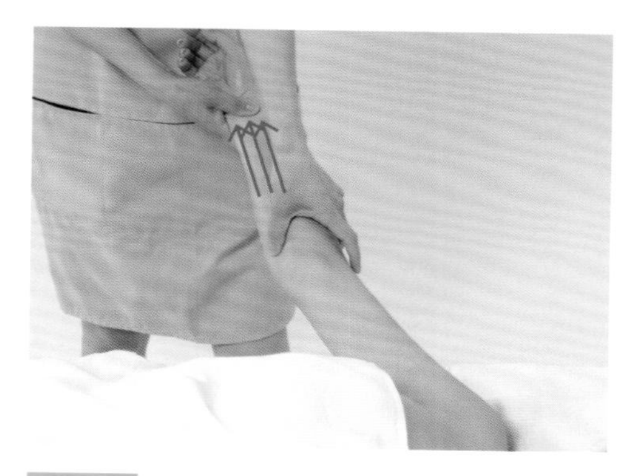

動作 2 操作者以雙手交替，從手肘到手腕的位置按摩下手臂內側 3 至 5 次。

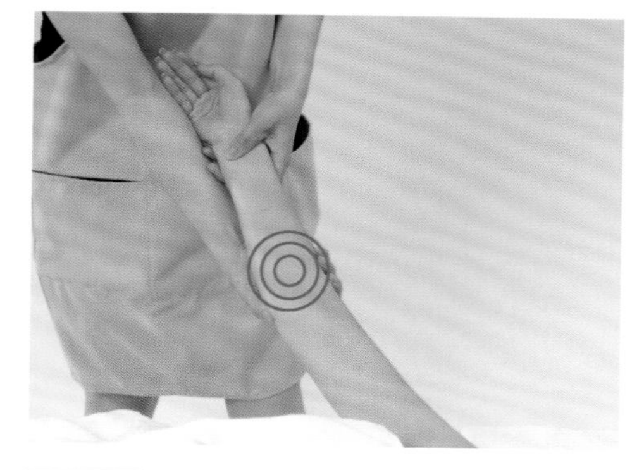

動作 3 大拇指交替來回按摩下手臂，在手肘關節處畫圈。

“ 小百科 ”

媽媽手又稱做狹窄性肌腱滑膜炎，不只耗發於媽媽，長期使用 3C 、上班族甚至美髮、園藝工作者都容易罹患。如何自我檢查？可將下手臂放在桌上支撐，腕部以下懸空，並以 4 指包住大拇指後，握拳側壓，如果大拇指痠痛，很可能是罹患媽媽手。

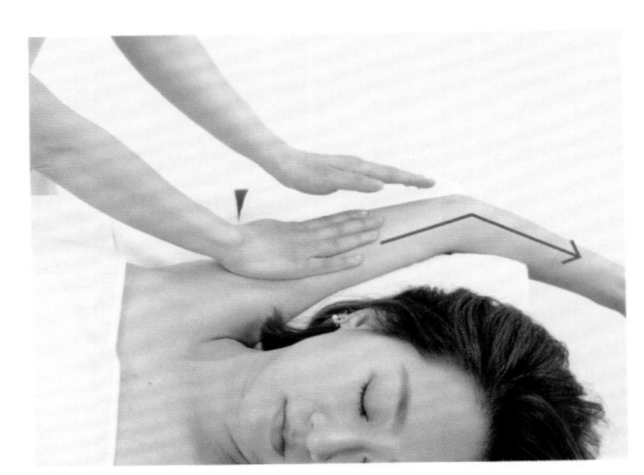

動作 4 請媽咪頭稍微轉側，手臂上抬。以腋下為起始點，操作者雙手合併交替，往上按摩沿著手臂外側到手腕按摩約 3 到 5 次，有助於消氣腫。

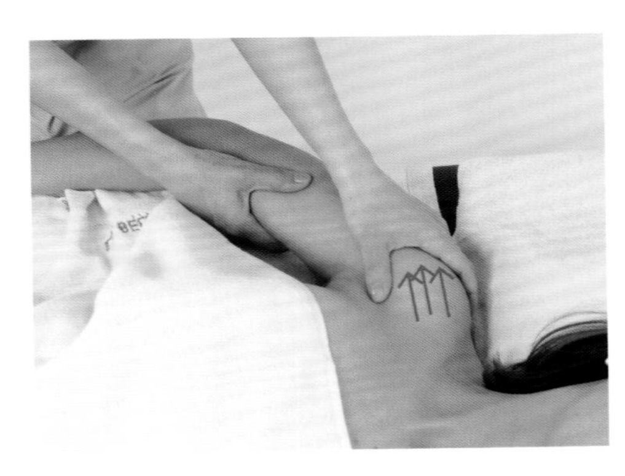

動作 5 將媽咪的手臂輕輕放下，操作者用大拇指往肩關節方向，按摩鎖骨和斜方肌 3 至 5 次。以上步驟都完成後，可換按另一隻手。

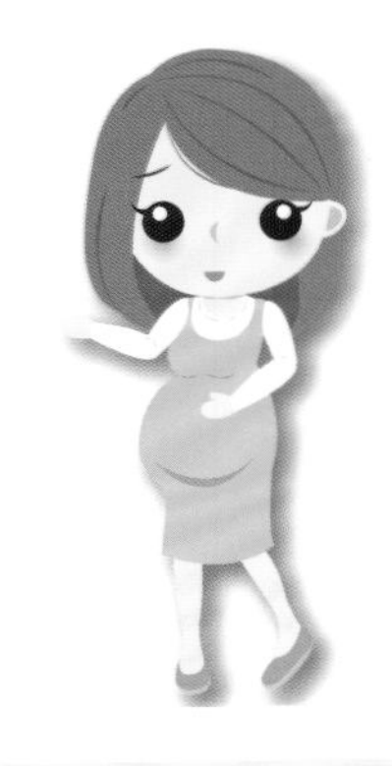

小提醒：方向影響舒緩效果

上述的動作 4 和 5，方向不同作用也不同。往外按消氣腫，往內，功能則是預防塞奶。

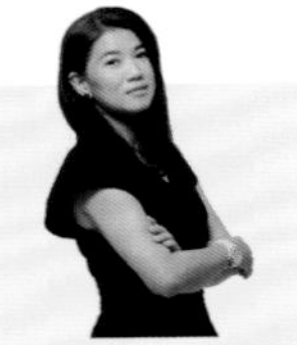

注意事項

每一位產婦的身體循環不同，按摩的次數僅供參考。建議按摩後，可以利用手背來測試按摩部位的溫度，如果溫度提高，就表示已將該部位的不順舒緩開來。

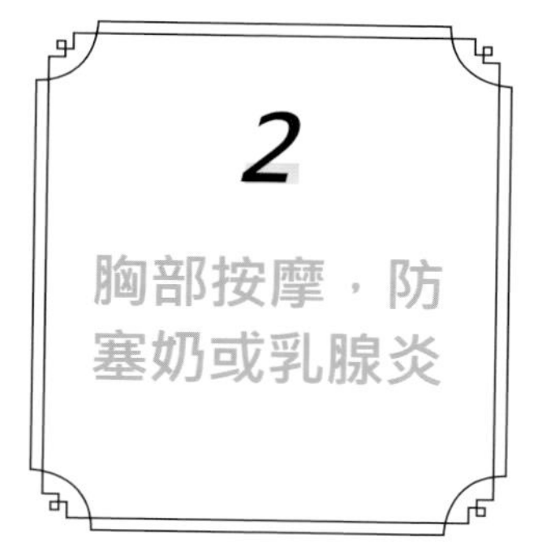

產後乳腺炎好發於生第一胎、哺乳期間的產婦，通常在產後 2 週到 3 個月內最容易發生。以下介紹由他人協助的胸部按摩手法，有助於暢通乳腺、預防塞奶。因整個過程需脫胸罩進行較私密，可以請由專業芳療師或另一半執行。

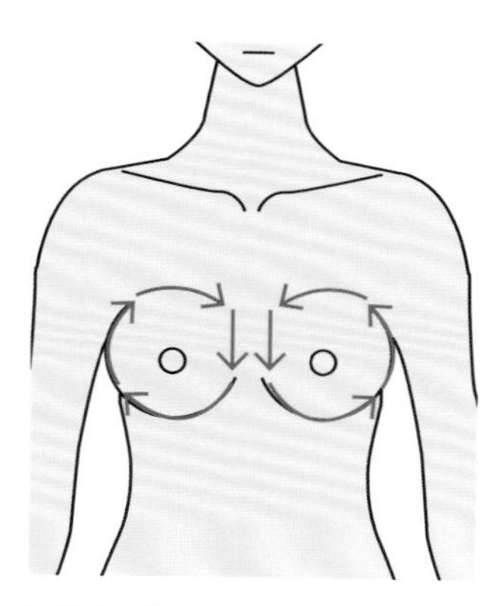

動作 1 雙手服貼，從兩乳中間向外畫圈抹上適量精油。

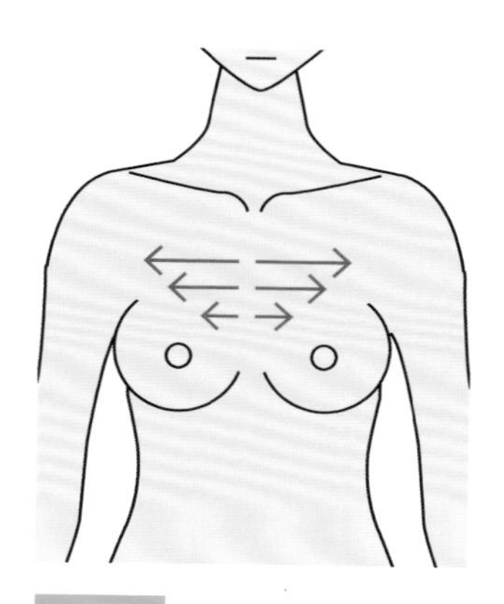

動作 2 利用雙手拇指在鎖骨下方，橫著往外按到胸大肌。

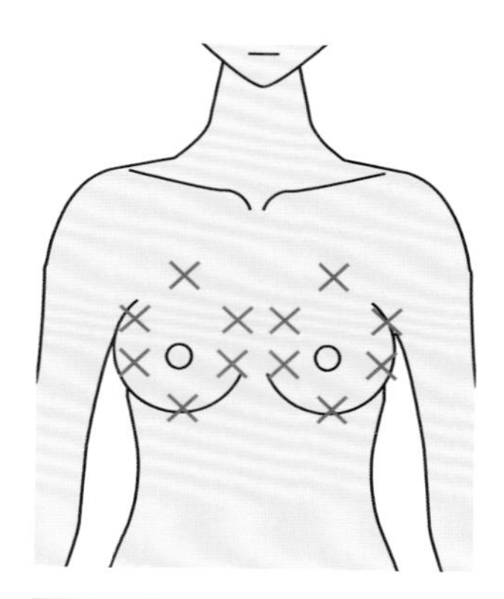

動作 3 雙手拇指定點下壓兩胸輪廓。

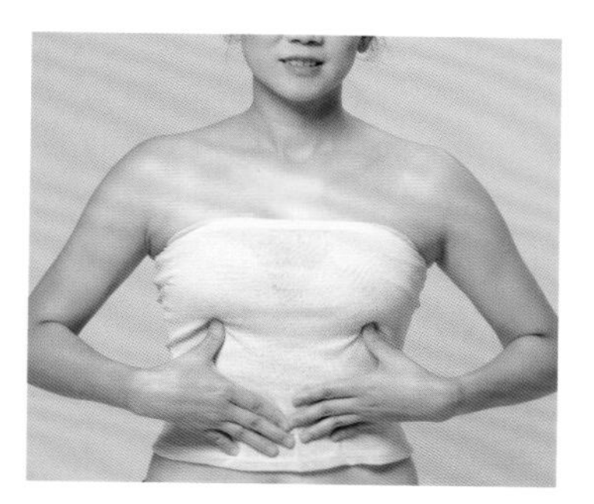

↑ 胸部按摩也是產後修復重點之一。

“ 小百科 ”

如果有塞奶、出現硬塊如「石頭奶」、胸部腫脹等，可能是乳腺阻塞的徵兆， 沒好好處理可能引發乳腺炎。

產後乳腺炎常見症狀，包括乳房壓了會痛或有灼熱感、腫脹、患處發紅、發燒、乳房或腋下出現腫塊等。所以產後能盡早按摩胸部，有機會減少塞奶或乳腺炎的發生。

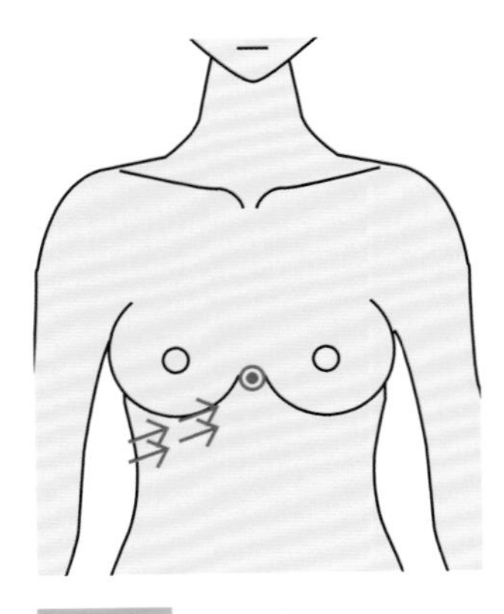

動作 4 雙手拇指滑動按摩肋骨縫。

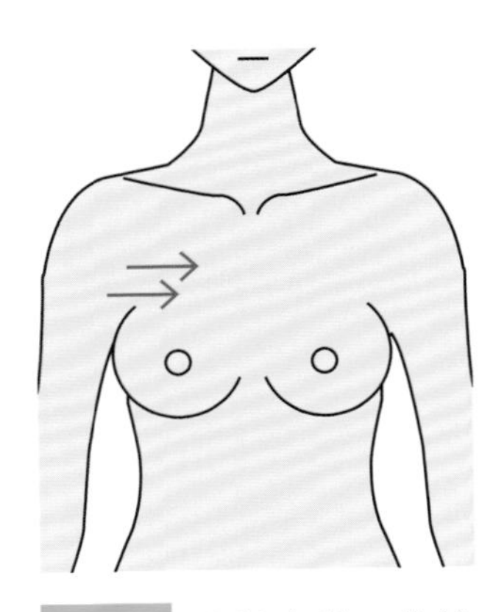

動作 5 雙掌交替，推按胸大肌。

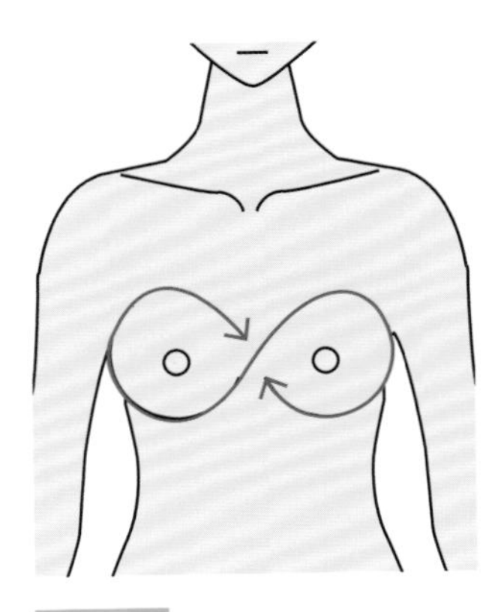

動作 6 雙掌交疊，沿著兩胸輪廓畫出「8 字型」。

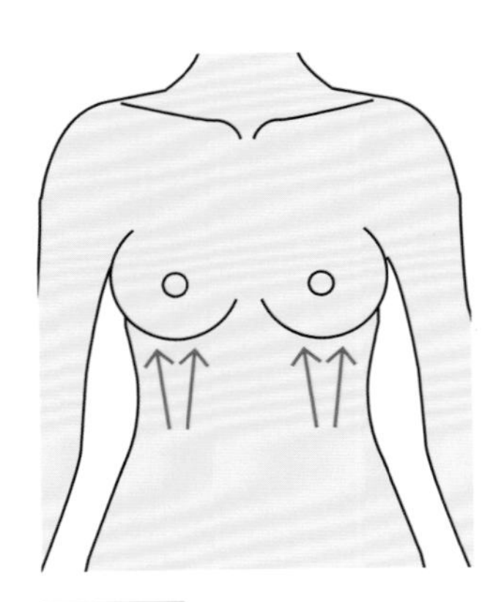

動作 7 雙掌交替，往上撥撫胸部下方。

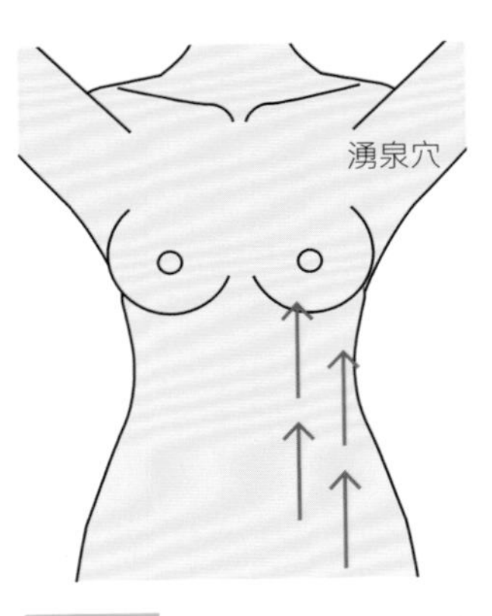

動作 8 雙掌交替，直線往上推到胸下圍，再用單手拇指按壓腋懸韌帶。

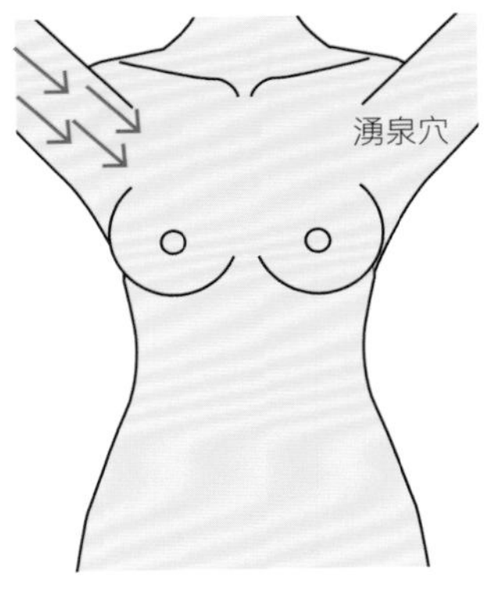

動作 9 最後，雙手交替，以手肘為起點，按摩時通過腋下，往胸大肌按。

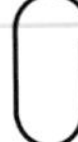

小提醒：餵母乳可幫助乳腺暢通

乳腺炎概念有點像鮮奶放在室溫一段時間，變質結塊，當乳房裡的乳汁沒有正常排空，就容易形成結塊。而親餵母乳好處多，衛福部國健署也極力推廣。例如促進子宮收縮，復原較快，幫助乳腺暢通，母乳也能降低寶寶腸胃道或呼吸道感染、罹患中耳炎機率，更能幫助建立親子間親密情感。

3
媽咪自己按摩胸部，通乳腺防脹奶兼美胸

產後許多媽咪被脹奶或塞奶問題困擾，但有些人會不好意思請別人按，我也研究了2套自己按摩的方式，產婦可以在洗澡前後站在鏡子前操作。

☑ 手法1

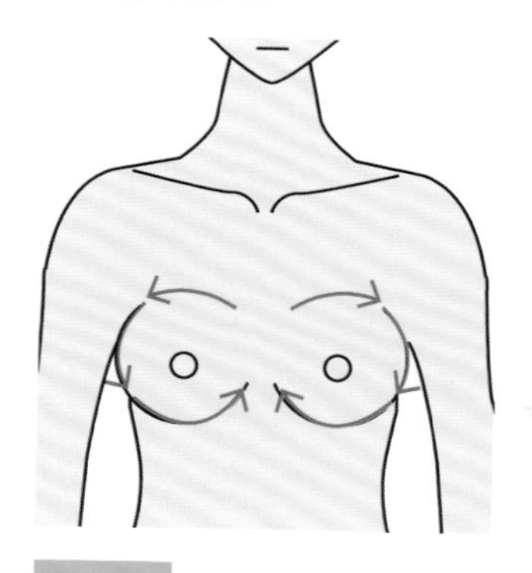

動作1 手由外到內在兩胸部畫圓圈3至5次。

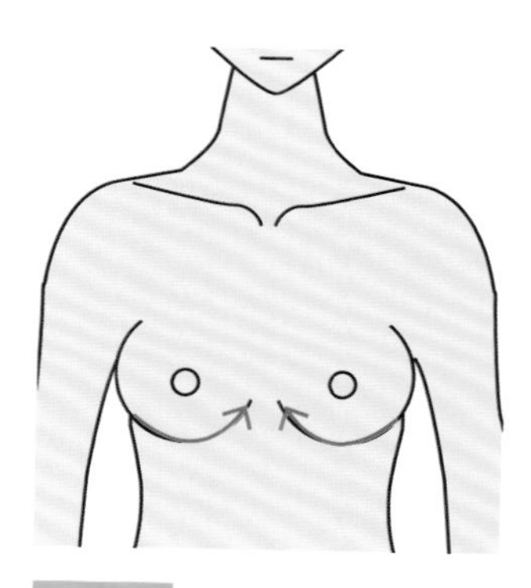

動作2 把背部的贅肉往前推，向前擠出乳溝按摩，大約3至5次

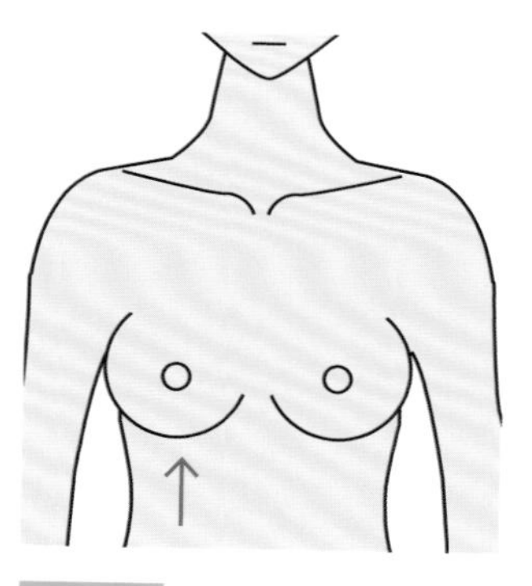

動作3 從下而上將單邊胸部托起往上按摩，左右輪流交替。

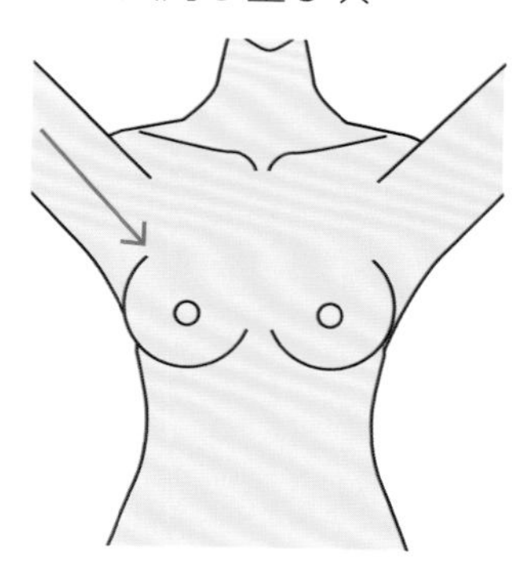

動作4 從腋下往胸部的方向按摩數次，可以預防塞奶。

“ 小百科 ”

胸大肌也就是俗稱的胸脯、胸肌，位在胸的兩側，可將手臂拉向胸部的肌肉。頸闊肌是大片扇形肌肉，從蓋住胸大肌和三角肌上的筋膜出發延伸，覆蓋整個胸鎖乳突肌表面，可讓嘴巴向下伸張。按摩舒緩該部位，可緊緻頸部肌膚。

小提醒：專業泌乳師幫忙疏通

胸部按摩的方向是反手的，自己按如果不順，建議可以尋求專業的泌乳師，幫忙度過產後頭幾天脹奶、塞奶和乳腺炎的高峰期；如果真的發生乳腺炎，還是應盡快就醫。

☑ 手法 2

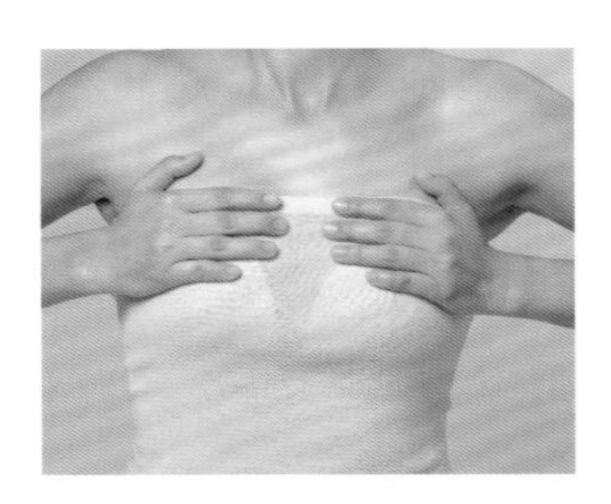

動作 1 雙手將胸部往內推，擠出乳溝。

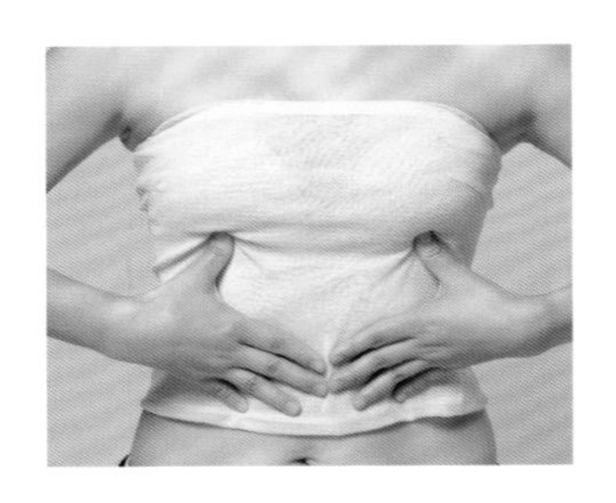

動作 2 用雙手拇指刺激乳根穴，位置大約在乳頭垂直下來兩指幅處。

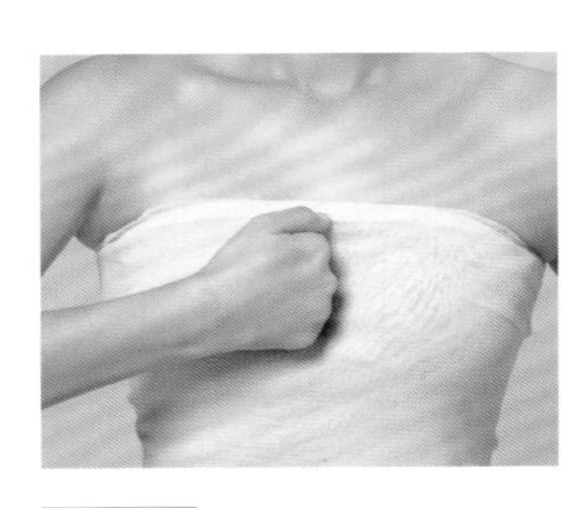

動作 3 利用指節按摩兩乳症中的任脈，其中會通過膻中穴。

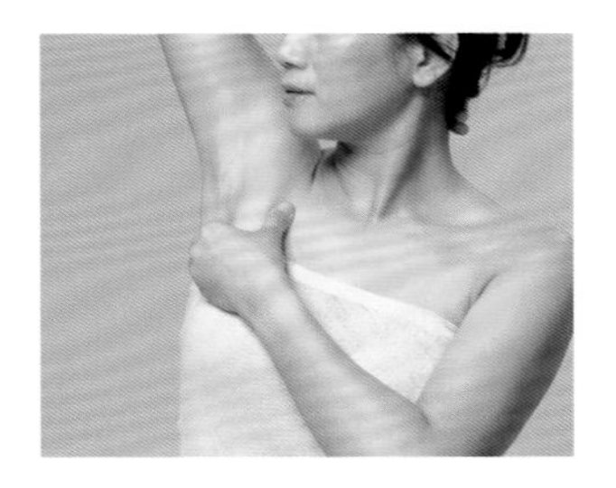

動作 4 右手按摩左手的腋懸韌帶，左手按摩右手的腋懸韌帶，改善腋下和胸部之間擠出來的副乳。

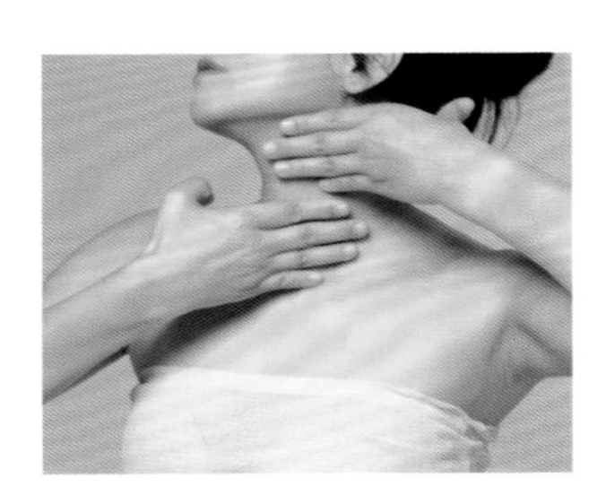

動作 5 頭稍微上抬，雙手手指併攏，從前胸安撫到頸部，透過上提頸闊肌的肌肉，讓胸大肌的肌肉緊緻飽滿。

TIPS

- 按摩或鍛鍊位於胸部兩側的胸大肌，可讓肌肉厚實，胸部看起來更尖挺，防止乳房下垂。
- 每個人的肌膚循環不同，建議按 3 到 5 次，按到部位會微熱即可。
- 產婦可根據自己需求增減次數。

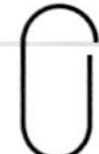

小提醒：發燒請就醫

乳腺炎造成的塞奶發炎，有時會因細菌感染，進階發生體溫過高、發燒的感覺，有出現不適，請立刻就醫。

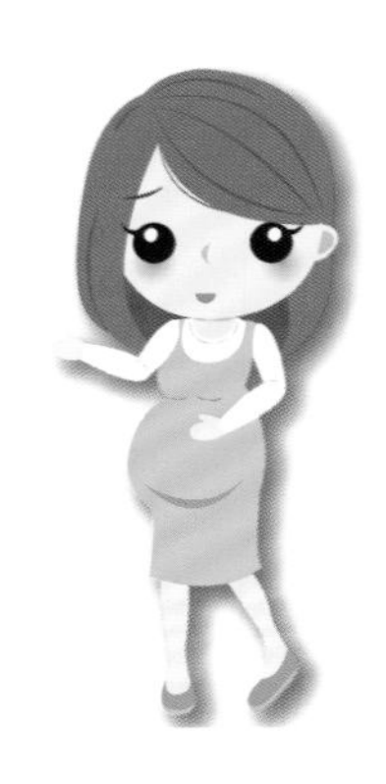

隨堂筆記

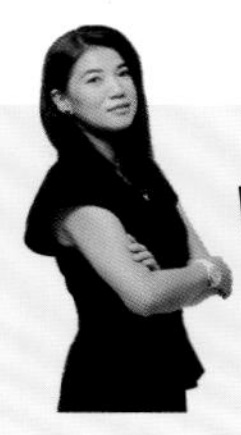

NOTE

乳汁不正常分泌請諮詢醫師

女性一生中，乳腺管在懷孕時才會發揮作用，包含分泌和儲藏乳汁。通常在產後第 3 天會開始分泌乳汁，不過，剛出生 3 天的小嬰兒還沒有什麼食量，體重會稍微變輕，不知情的新手爸媽常會為此難過自責，其實不需要過於緊張。

要特別留意的是，若沒有懷孕、或是非哺乳期的婦女，出現不正常分泌乳汁，可能與雌激素或腦下垂體問題有關。假如分泌物顏色奇怪、發生頻繁，建議要立刻就醫。

4 腹部按摩，促進子宮收縮排惡露，防早期腹直肌分離症

產後，子宮要從大西瓜狀恢復成拳頭大小，過程中需要有力的肌肉收縮，排出惡露同時也要幫忙止血。針對腹部的腹直肌、橫膈膜、子宮等部位加以按摩，可促進子宮收縮、排出惡露、預防憋不住尿、頻尿、子宮下垂、凸腹、緩解脹氣。

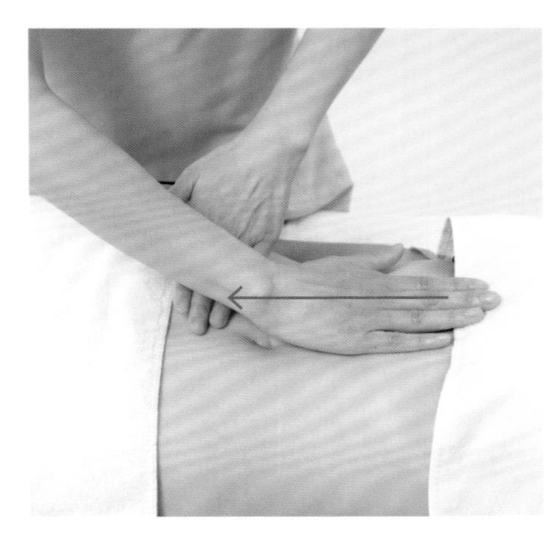

動作 1 重點在上腹，操作者將手上的精油均勻塗抹在產婦的腹部上，按摩時五指合併，雙手交替，利用掌心的勞宮穴，從胃往子宮的方向（相當於腹直肌白線的位置）往下按。

TIPS

- 精油塗抹方向，可先上下交替塗抹，再往左右塗抹。
- 大約交替按摩 3 至 5 次。

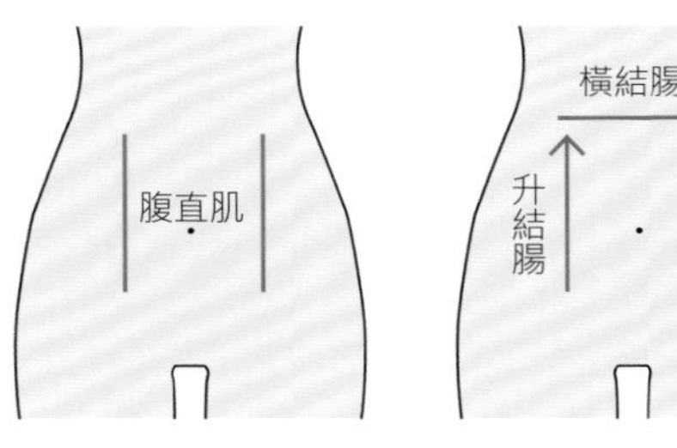

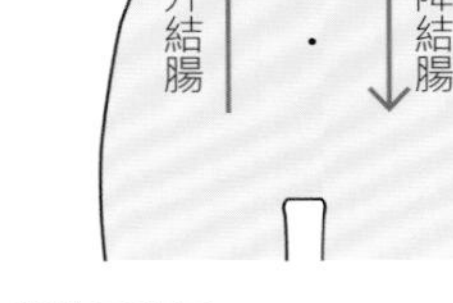

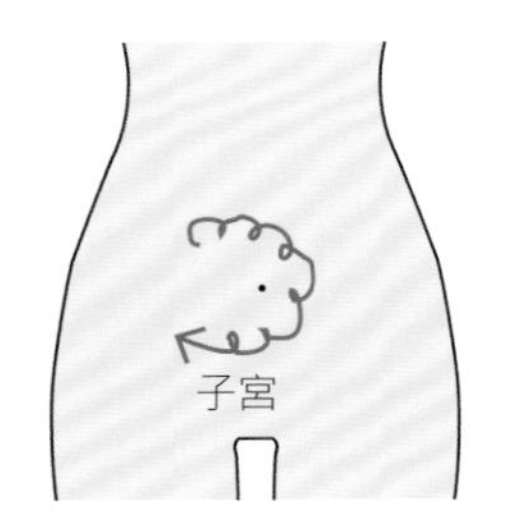

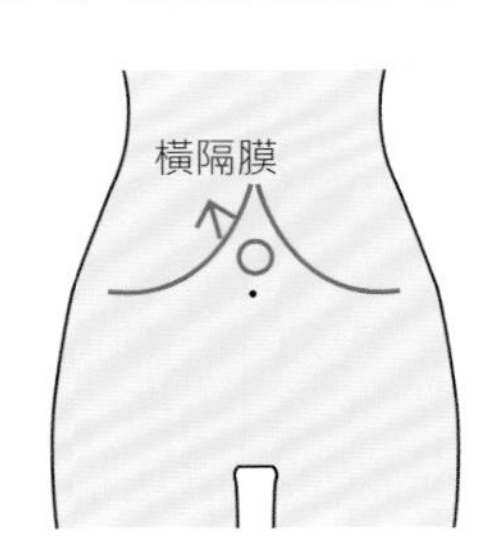

↑ 腹部按摩會按壓到的部位示意圖。

“ 小百科 ”

勞宮穴，手輕握拳頭狀，中指指尖壓在掌心的位置即為勞宮穴，屬於火穴，火能化萬物，所以用手掌按摩後，脹氣會緩解、打嗝，也能協助惡露排出。

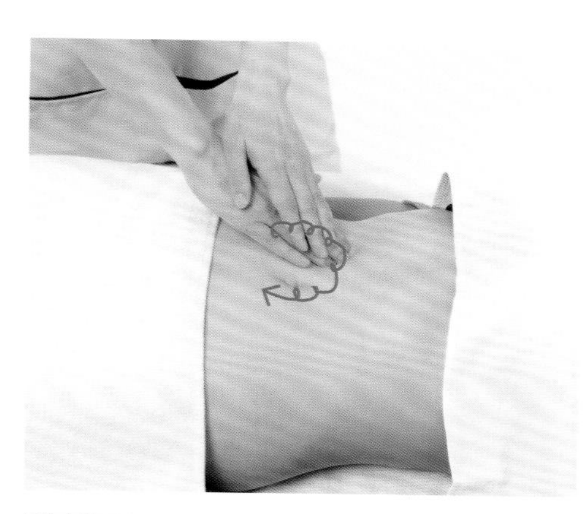

動作 2 雙手交疊，在肚臍周邊打螺旋、順時鐘按摩。

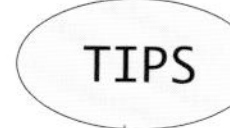

- 力道下重上輕，這是為了把腹部的氣引導到肚臍排出。
- 手像蓋子一樣拱起來按在肚臍上，會發出啵啵空氣聲，勿擔心，是正常的現象。

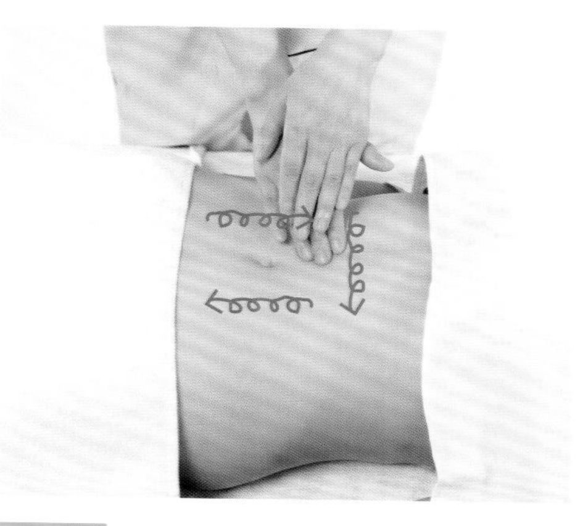

動作 3 按摩腸道，位置從升結腸、橫結腸到降結腸，呈現ㄇ字型。

TIPS

- 按摩時，雙手交疊，以肚臍旁開兩寸處（約為食指、中指、無名指併攏的橫寬面），可參考左頁圖示，繞著此ㄇ字型按。
- 從升結腸開始，打螺旋由下至上按。
- 按摩橫結腸時，可以繼續打螺旋或是橫的按過去，再繼續打螺旋往下按降結腸。
- 按到降結腸覺得硬硬的，可能有便便積在裡頭，經常便祕或生理期前排便不順的人，動作 3 可以多做。

小提醒：惡露一次排太多又悶痛要諮詢醫師

按摩子宮後，惡露會排出，量一開始會比較多，呈鮮紅、有膜狀或血塊都算正常，2 至 3 週後會愈來愈少，顏色也逐漸轉成淡紅、淡粉紅或褐色，大約 3 到 6 週左右會結束。如果一次排出太多，甚至到大出血或血塊，悶痛感又特別嚴重，或是想確認有無確實排乾淨，須諮詢醫師。

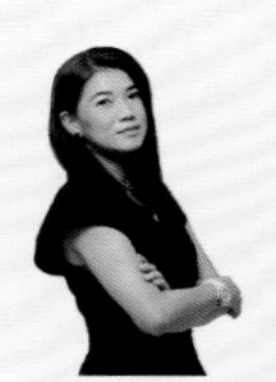

注意事項

除了自然產，剖腹產已達半年以上可使用該手法外，其他產後腹部按摩有限制：

☑ 剛剖腹產完的產婦，可做 1 個步驟，但只限於按到肚臍，肚臍以下到恥骨之間有開刀傷口，不可按壓。

☑ 第 2 步驟開始著重於下腹，剖腹產者有傷口待復原，請避開。

☑ 有子宮肌瘤或其他腫瘤者不建議進行腹部按摩

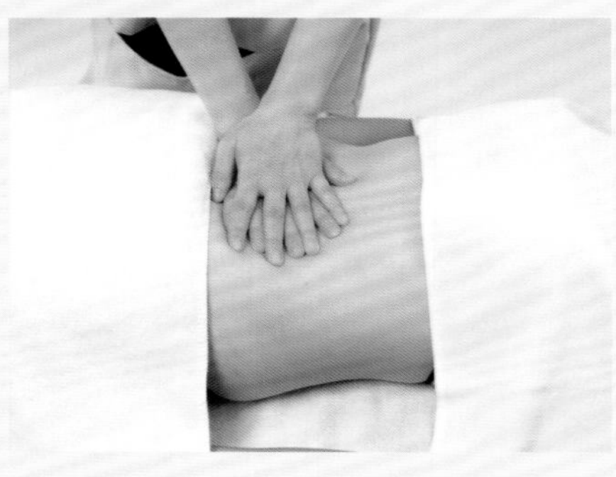

↑ 有子宮肌瘤，進行腹部按摩，怕會壓迫到腫瘤，引發健康風險。

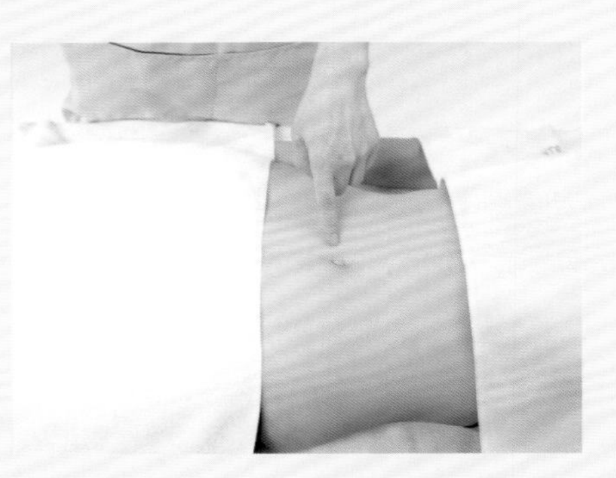

↑ 產後修復按摩少有禁忌，唯有剖腹產的腹部按摩有限制。

隨堂筆記

5 剖腹產媽咪分段按摩，防脹氣淡化蜈蚣疤

因肚子開過刀，產後容易有脹氣，下腹還有一道凸凸的、像蜈蚣的疤痕，天冷有麻麻或者電流通過的感覺；天氣很熱時，疤痕又會很癢，令人難耐，透過按摩可以緩解這些症狀。

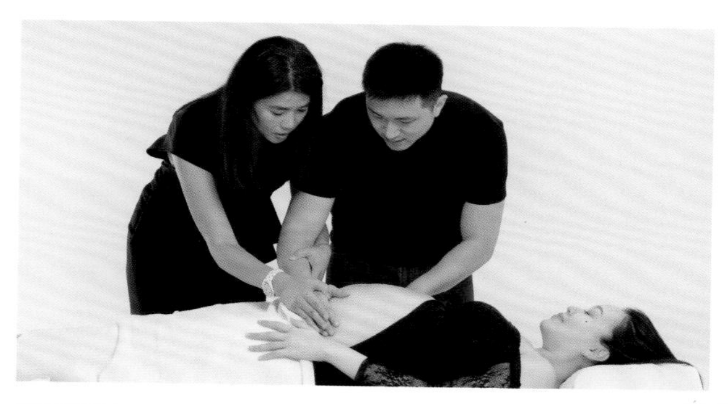

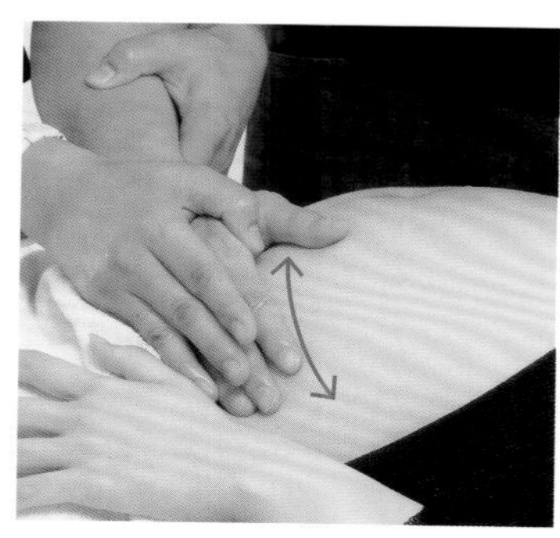

動作 1 順著傷口來回輕撫數次，可以幫助氣往下代謝。

TIPS

- 產後 6 個月，偶爾還有些微的不適，可在疤痕處以打螺旋的方式按摩。
- 可抹乳液增加潤滑感，或使用淡疤產品。

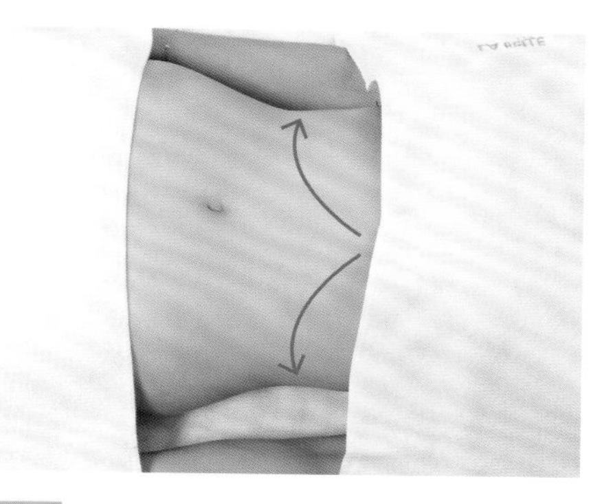

動作 2 按肋骨下方的橫膈膜，如圖中順著「人字型」從上往下按往兩側，配合產婦呼吸，雙手交替按摩約 3 到 5 次。

小提醒：

剖腹產要等可下床行走才按摩

剖腹產剛生產完的第一週還不能下床時，不做任何上腹或下腹的按摩，因為會牽扯到傷口。等到可以下床行走後，再慢慢加入上腹部的輕撫。

6 自己按壓頭、耳，舒緩頭痛不求人

產後荷爾蒙變動，也可能引起頭痛。舒緩頭痛的按摩招式其實都差不多，我有一套產婦不求的舒緩方法，部位著重在頭部顳肌和耳朵。

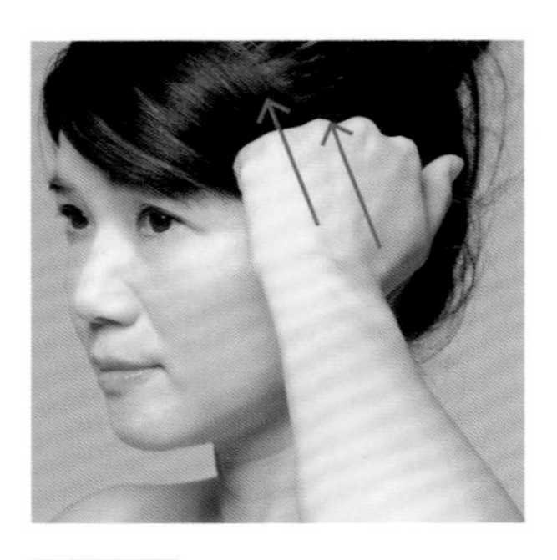

動作 1 手握拳頭，以指節鋸齒狀往頭頂方向滾動，按摩顳肌。

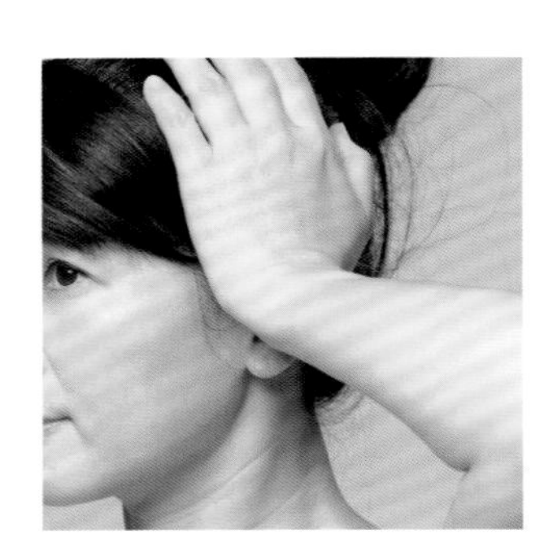

動作 2 按摩後手會熱熱的，利用掌根的溫度，輕柔地安撫顳肌 5 次。

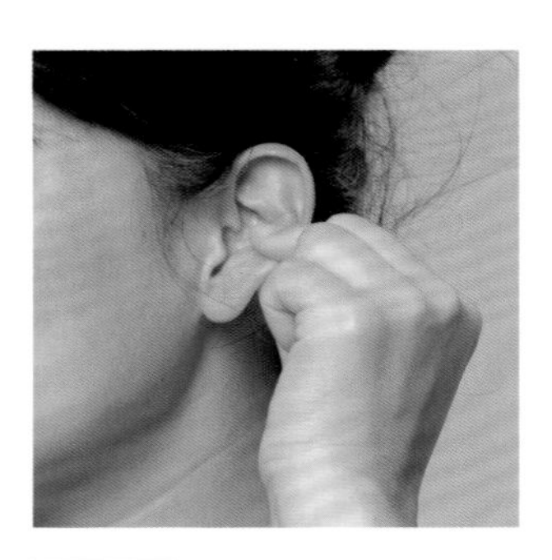

動作 3 用大拇指和食指揉捏和拉提上方耳軟骨，也就是外耳「三角窩」的部位。

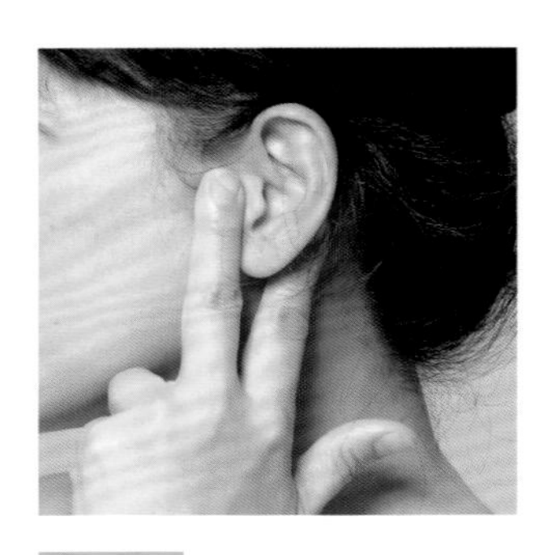

動作 4 食指和中指呈現剪刀狀，夾著按摩耳朵與臉頰的交接處，上下來回 3 到 5 次。

TIPS

- 這個動作也會同時按摩到耳後與頭部的交接處。
- 耳後與頭部交接位置是容易累積疲勞和痠痛的地方，按摩後便能舒緩。
- 戴眼鏡的人，記得取下眼鏡再按。

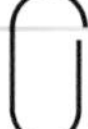

小提醒：耳朵穴位保健

耳朵的形狀就像小嬰兒在媽媽肚子裡的樣子，按摩耳朵的耳軟骨，也等同在按摩後背的脊椎。

7
舒緩頸肩痠疼自己來，低頭族也適用

雖然生產「卸貨」了，但是先前為了挺著大肚子，背部肌肉壓力大增，肩頸痠痛的感覺直到產後仍未完全消解。

教大家一套自己就能舒緩肩頸不適的按摩法，常常滑手機、維持固定姿勢的低頭族也適用！

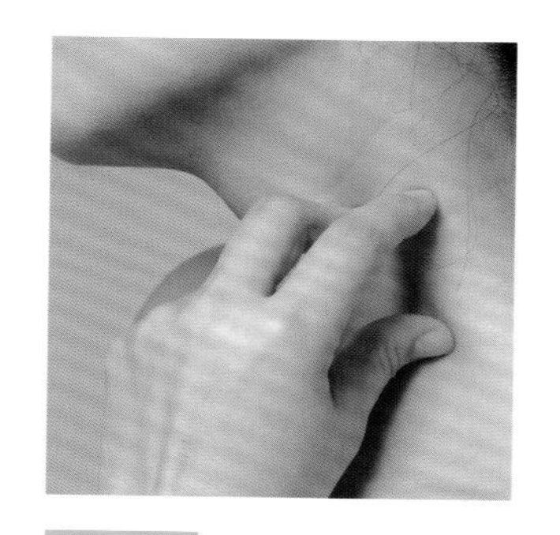

動作 1 頭轉側，將胸鎖乳突肌拉到最直。手指向上如同爬樓梯，按摩胸鎖乳突肌。

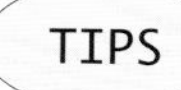

- 按壓時會帶點點痠痠感。
- 此動作可避免胸鎖乳突肌過於僵硬，引起血液循環不良、缺氧造成頭痛。

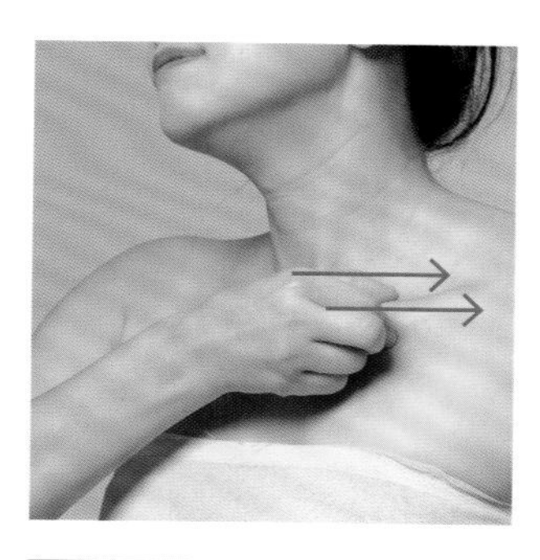

動作 3 拇指和食指呈扣環狀，滾動式按摩鎖骨，由左至右（或相反）來回 3 次。

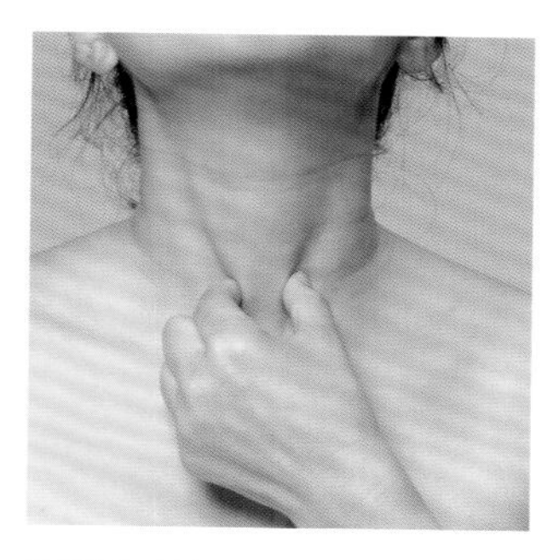

動作 2 頭上抬，以指腹從下巴往下按摩到咽喉。

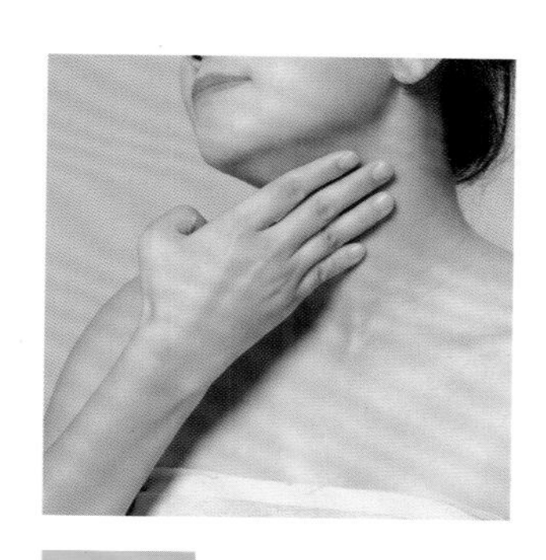

動作 4 下巴抬高，手掌拖住下巴按摩。

TIPS

- 記得頸闊肌要拉到最長，按摩才能到位。
- 來回按摩約 3 至 5 次。

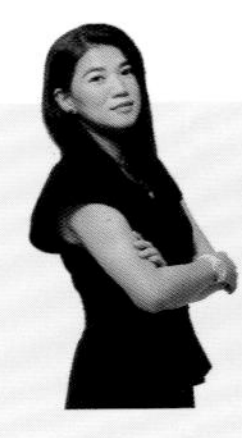

NOTE

給月嫂、專業按摩操作者的叮嚀

每個行業各有其職業傷害，以我多年經驗，分享建議月嫂、專業按摩操作者在執行過程中，要注意的事項。

- ☑ 按摩是靠腳的力道，而非手的力道。首先，站姿要正確，順著按摩的方向操作，不要反向操作，一切以操作者身體最輕鬆的方式為主。
- ☑ 操作前，先柔軟手指頭和手腕。類似彈鋼琴般撥彈手指頭，或是轉動手腕。
- ☑ 避免操作時單邊施力、腰太彎或半蹲、跪著等。
- ☑ 如果孕媽咪或產婦躺著，按摩部位為肩頸到頭部，建議操作者坐在椅子上按。
- ☑ 工作後記得用清潔液洗淨雙手（建議冷水）。
- ☑ 每天睡覺前都要保養手腕、手肘和肩這 3 處關節，方式可參考第 2 點，如此才能預防職業災害，讓執業壽命長久。

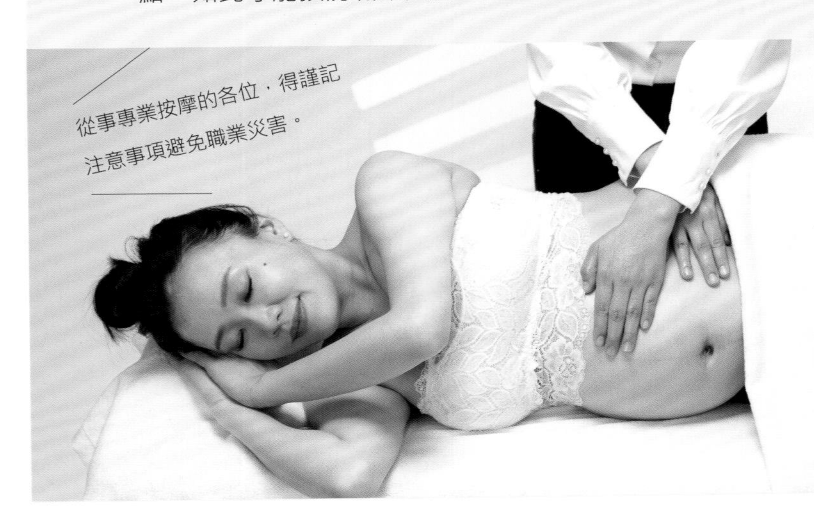

從事專業按摩的各位，得謹記注意事項避免職業災害。

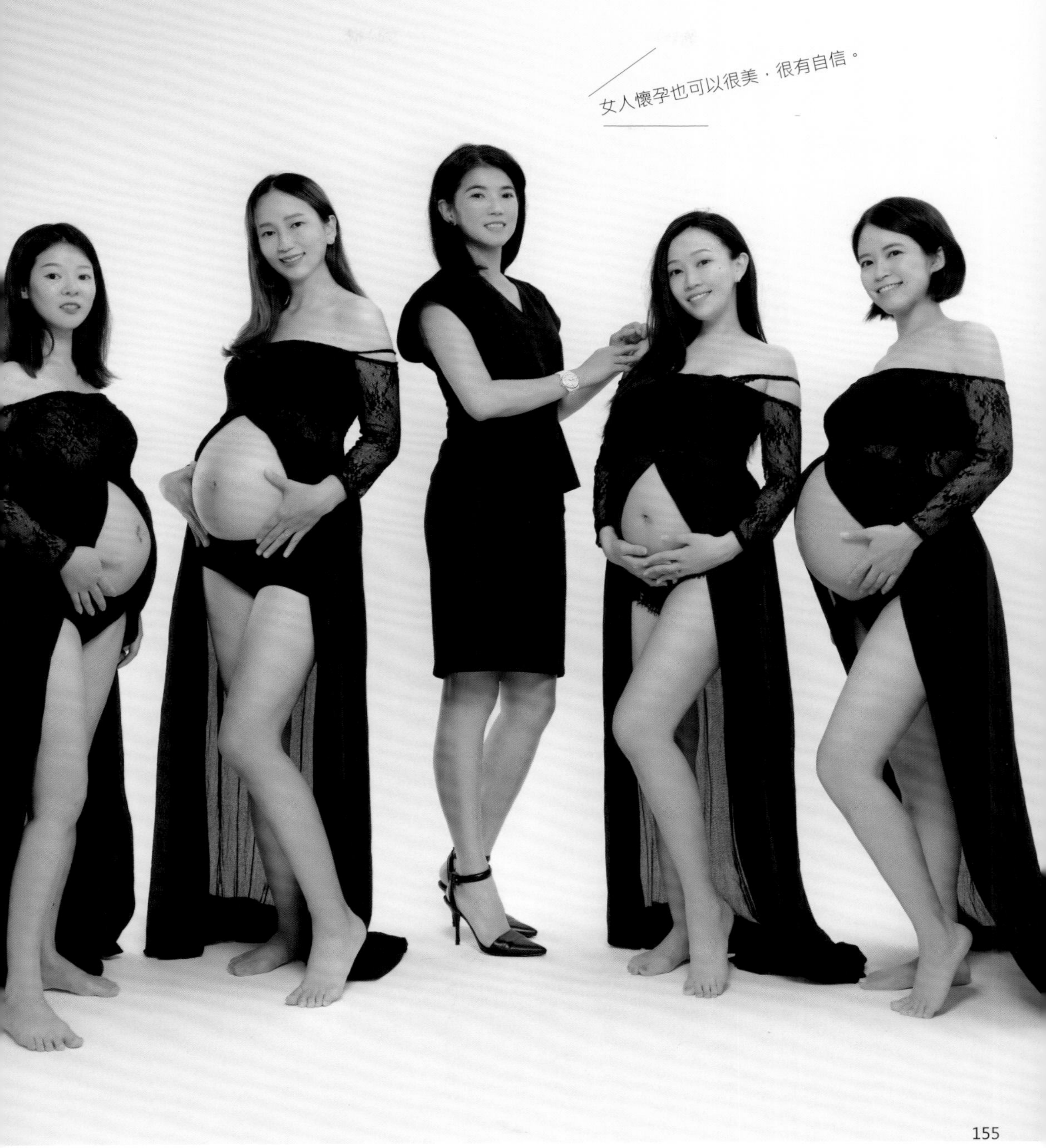

女人懷孕也可以很美，很有自信。

Q&A 孕媽咪發問

Q. 剛生寶寶，長輩希望坐月子要躺在床上不要亂動，一定要吃麻油雞才可以，但是我很怕那味道，好懷念珍珠奶茶？

A. 沒有一定月子餐都要餐餐佐酒跟麻油，像我就是不能摻酒，原則上飲食均衡，少吃生冷食物。坐月子期間避免長期臥床，如果能開始下床就盡量多動；倘若子宮或骨盆底肌肉復原不佳，此時劇烈運動，可能會漏尿，建議緩慢地散步或做簡單的伸展操即可。

Q 總覺胎動沒有很明顯，是我太敏感了？

A. 因為胎兒還在發育初期，一開始的胎動會像魚兒發出啵啵啵聲響，孕媽咪只會輕微感到有些震動，等到四肢百態逐漸成型時，胎動才會逐漸明顯，會感覺到瞬間撞擊肚子四周，他可能手往上伸展，或往肚子兩側伸展，便會感受寶寶胎動。我們會建議後期按摩時，可透過撫觸來和寶寶互動溝通，讓他有安全感外，產前可培養親子感情，有時寶寶也會用胎動來告訴我們他的「感覺」喔！

Q 平常沒有運動的習慣，現在 6 個月大，走路會比之前吃力，時不時腰痠，很想多動讓寶寶可以健康成長，可惜力不從心。有人說可以爬樓梯改善？

A. 除了孕初期靜養，不可以從事劇烈性運動外，第 4 個月開始可以稍微活動伸展，好幫助養胎。平時很少動的孕媽咪，這時因有寶寶在身，做平常沒在做的運動，反而有不良效果，建議量力而為，我很推崇飯後百步走，用慢走取代，凡事量力而為。有些人會想爬樓梯鍛鍊肌力，這希望是在孕後期 7 到 8 月進行較佳，另外，爬樓梯高度與速度也要控制，別一口氣爬太多樓層，否則容易引起身體不適。

Q 沒懷孕前就常頭痛、睡不好，懷寶寶後，睡眠品質更糟，可以用按摩來舒緩幫助睡眠？

A. 如果平常就很難入睡，可以睡前喝杯

熱牛奶鎮定安神，或者按摩頭部或耳朵，請家人或自己利用指關節按摩眉頭周邊，與兩眼內側，幫助放鬆肌肉好眠。孕媽咪要睡好，對寶寶成長發育才好。

Q 隨著肚子愈來愈大，常睡到半夜腳抽筋痛醒，老公出差不在身邊真的很無助，有什麼方法可不求人舒緩症狀？

A. 一旦腳抽筋，別急著要抽筋的地方按摩，先打直、鬆開抽筋的小腿或腳趾頭，再按摩周邊肌肉群。但到孕後期肚子變大，孕媽咪不容易碰到自己的腳趾頭、下肢，可以用毛巾圈住腳底板拉直，慢慢舒緩痠痛感。

Q 我個子嬌小，但胎兒有些大，才懷孕 6、7 個月，就像快生寶寶樣子，現在只要打個噴嚏，就會不自覺漏尿，更何況提重物，可以練習夾緊臀部動作，來緩和？

A. 孕媽咪後期因子宮壓到膀胱，多少會導致頻尿或漏尿，雖然可用夾緊臀部動作來改善漏尿狀況，但不建議孕媽咪孕期施作，這有可能影響到胎兒，我們會希望產後，傷口癒合告一段落，透過骨盆底肌訓練來強化腹部周邊肌肉，好緩和症狀。記得腹部要出力，感覺到硬挺，姿勢才正確，若只有痠到大腿，那動作便錯誤。

Q 長妊娠紋就算了，肚子居然有一條棕黑色線條，遇到後期顏色愈深，長孕斑該怎辦？

A. 因為荷爾蒙改變，造成色素沉澱，懷孕後期顏色會愈明顯，這一條棕黑色的線就是妊娠棕線，從胸骨下方延伸到恥骨，由淺漸深，身上各處也會有孕斑產生。妊娠中線通常在產後半年到一年時間逐漸變淡或消失，而想防止孕斑擴散或變明顯，則要注意防曬，紫外線會讓孕斑加重，所以孕期防曬功課不能少。

Q 新手媽媽，待產包該備哪些物品較佳？

A. 待產包可在孕後期著手準備。裡面該有身分證、媽媽手冊、健保卡、盥洗用品、束腹帶（剖腹產必備）、產褥墊、夜用生理褲、溢乳墊、擠乳盒、哺乳枕、配方奶、160 毫升玻璃奶瓶 2 支，以及寶寶用品，像是尿布、包巾、紗布衣等等，另外別忘了現金和信用卡。

孕媽咪都想要！按出好孕：
預約天使寶寶就從按摩開始

國家圖書館出版品預行編目 (CIP) 資料

孕媽咪都想要！按出好孕：預約天使寶寶就從按摩開始 / 戴秀宇著 . -- 初版 . -- 臺北市：風和文創事業有限公司, 2023.2　面；公分

ISBN　978-626-96428-2-3 (平裝)

1.CST: 按摩　2.CST: 懷孕　3.CST: 婦女健康

413.92　　111020122

作者　戴秀宇
攝影　林謙和
總經理暨總編輯　李亦榛
特助　鄭澤琪
主編　張艾湘
編輯協力　趙敏
封面設計　楊雅屏
版面構成　黃綉雅

出版公司　風和文創事業有限公司
地址　台北市大安區光復南路 692 巷 24 號 1 樓
電話　02-2755-0888
傳真　02-2700-7373
Email　sh240@sweethometw.com
網址　www.sweethometw.com.tw

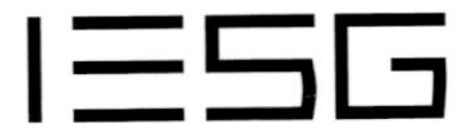

台灣版 SH 美化家庭出版授權方
凌速姊妹（集團）有限公司
In Express-Sisters Group Limited

公司地址　香港九龍荔枝角長沙灣道 883 號億利工業中心 3 樓 12-15 室
董事總經理　梁中本
Email　cp.leung@iesg.com.hk
網址　www.iesg.com.hk

總經銷　聯合發行股份有限公司
地址　新北市新店區寶橋路 235 巷 6 弄 6 號 2 樓
電話　02-29178022

印製　兆騰印刷設計有限公司
定價　新台幣 380 元
出版日期　2023 年 2 月初版一刷